腫瘍形成外科医 誕生物語

Ciao!って言ってみたら…

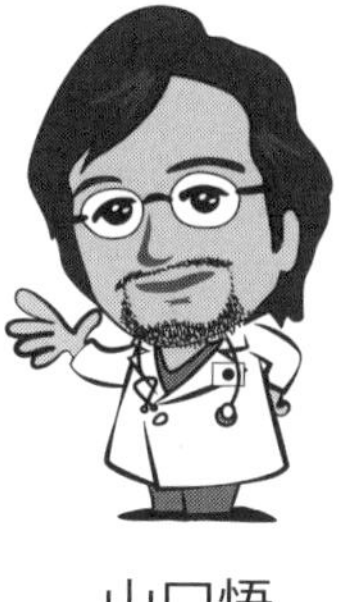

山口悟

目次

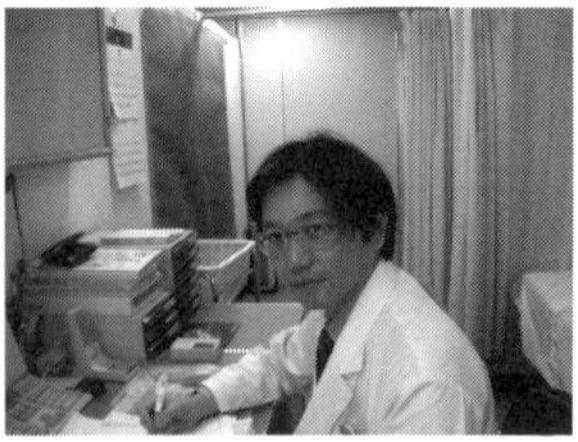

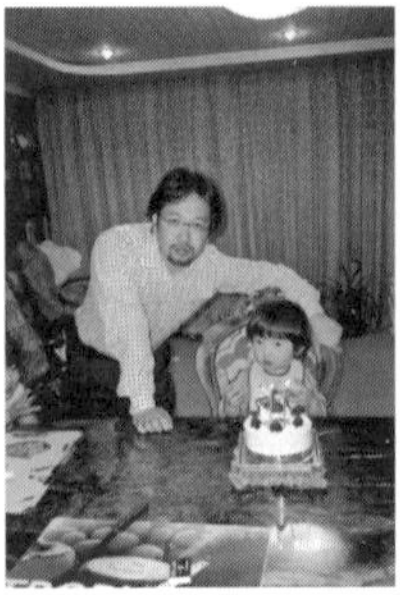

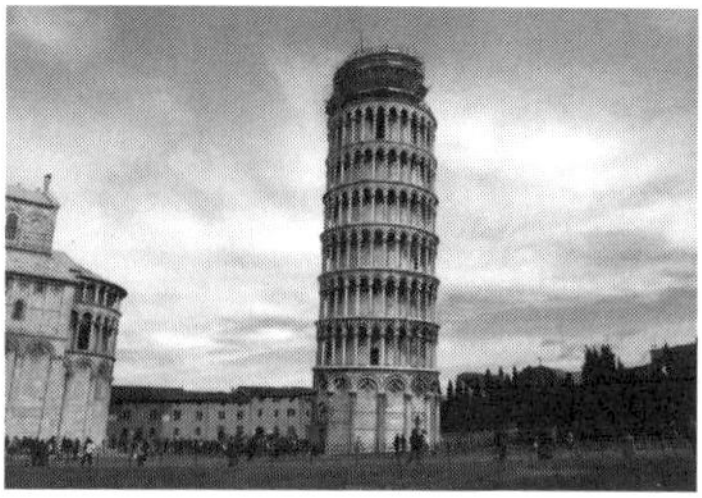

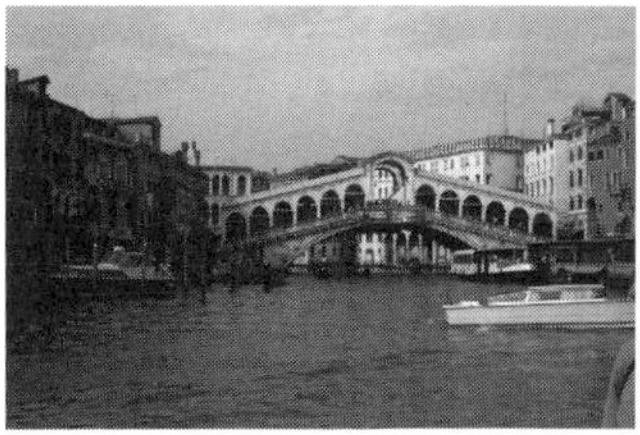

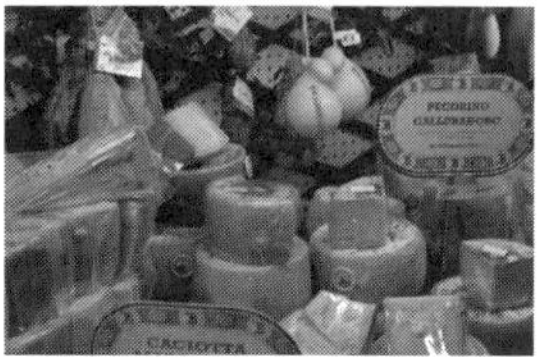

プロローグ

乳腺専門医に!

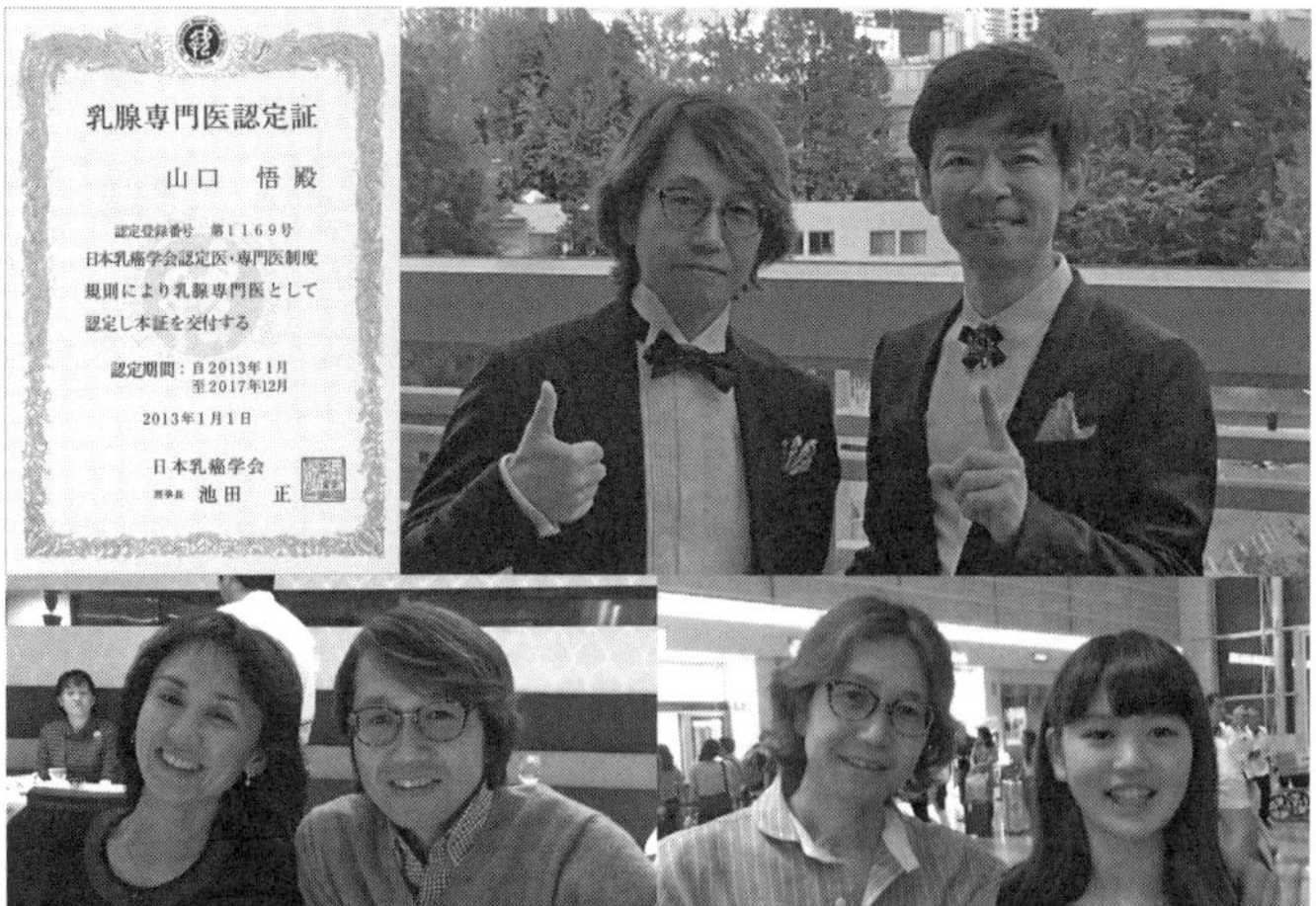
乳腺専門医認定証
山口　悟　殿
認定登録番号　第１１６９号
日本乳癌学会認定医・専門医制度
規則により乳腺専門医として
認定し本証を交付する
認定期間：自2013年1月
至2017年12月
2013年1月1日
日本乳癌学会
理事長　池田　正

プロローグ

乳腺専門医に!

やったー！　ついに合格！　苦節何年？　乳腺専門医に合格した時の僕の喜びはとてつもないものだった。研修医が終わって脳神経外科から形成外科に転科した際、実は形成外科学会より先に乳癌学会に加入するほど、僕にとってもっとも重要な科であった乳腺外科。形成外科専門医になってから大学を辞め、２００６年にナグモクリニックの常勤になった。その後は院長として名古屋院立ち上げに取り組んだ。新たなクリニックの設立は、もちろん業者と共に進める作業ではあるが、許認可、設備の問題からスタッフの確保まで途方もなく大変なのだ。しかも東京で日常診療をしながらの作業。そして設立後は軌道に乗せるために様々な仕事をしなければならない。２００９年、２０１０年くらいは本当に超多忙であった。実はそのタイミングで「乳腺専門医」試験が迫っていた。僕が最も欲しかった資格が「乳腺専門医」。超多忙な生活のなかでも絶対に試験に合格したいと頑張った。

形成外科医にとってOncology、癌学は難しいのだ。皮膚表面の綺麗な縫合や血行確保に命を懸けている形成外科の医師にとって、癌の発生メカニズムの解明や内科的治療などはやはり使う頭の回路が一本違うというか、なかなか頭に入ってこない。これは形成外科医ならきっと分かってくれると思う。だから、試験勉強はきつかった…。

そして、やっぱり試験は◯回失敗…。普通の乳腺外科医は一回で合格するような試験。本当に悔しかった。診療や試験勉強だけにもっと時間を割けたら、なんて言い訳を用意してもなんの慰めにもならなかった。それでもめげずに年一回の試験に挑み続けた。試験のある毎年秋になると円形脱毛症をきたしながらも頑張ってきた。どうしても形成外科と乳腺外科のダブル専門医になりたかったからだ。乳腺腫瘍を切除して、そのまま同じ医師が乳房形成をする。そんな自分の理想に向けてずっとやってきた。そして2012年暮れ、夢が叶ったのだ。乳癌手術後にそのまま乳房再建したり、乳癌手術に形成外科的テクニックを応用することに価値を見出したのは1999年頃であった。その頃再建を考えて乳癌手術をしたり、乳癌治療を考えて再建手術をしたり、この二つの分野にまたがった思考を持てる医師は国内にはほとんどいなかった。

この夢を抱き、現在に至るまでの道のりにおいて、やっぱりイタリア体験が僕に与えた影響は大きい。イタリア留学を通して変わった僕の人生。それを書いたら、読者の方になにかしらの刺激を与えることができるのでは。そう思いペンをとった。またOncoplastic Surgery（腫瘍形成外科）という、まだ新しい分野の実際についての説明も合わせてしてみたいと思う。

第１章

形成外科・乳腺外科に

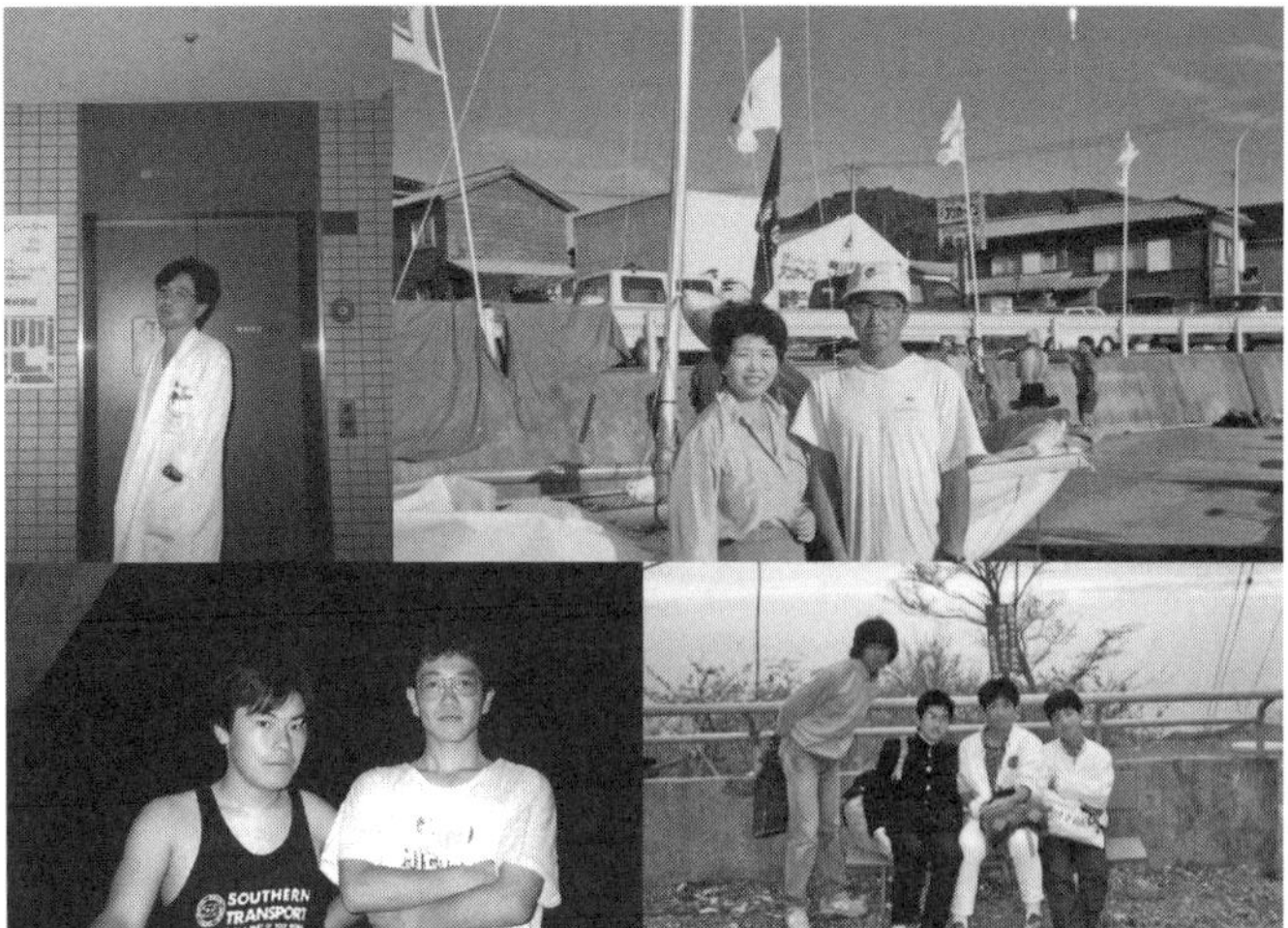

僕が高校生の時、世はバブル期、最も人気のあった大学の学部は経済学部。さらに、海外でMBAをとって世界を股にかけて仕事をすることが学生の憧れだったような気がする。チャーリー・シーンの映画「ウォール街」みたいに。あるいは、はじめから日本の大学には行かないで、ダイレクトにアメリカの大学へ行くのが流行っていた。高校すら大検で済ませることもできると、「東大一直線～もう高校はいらない～」というドラマすらあったほどだ。

とにかく、既存の日本の学校制度に沿っていてもたいした人物にはなれない、海外に積極的に出ないとダメという空気が蔓延していた。日本国内にいくつもアメリカの大学の分校ができ人気を博していたし、日本の大学に行く意味はない、アメリカの大学で本当の学問を学ぶんだ。少なからずの高校生がそう考えていたのではないか。私もその一人、日本の大学に進む意味を見いだせず、姉がアメリカの大学を卒業した影響をもろに受けて、高校までは一応地元で一番の高校に進学したものの、その後はアメリカに渡って、一気に職業能力を身につけようともくろんでいた。

そんな僕が大学進学に際して、私立文系から国立理系に鞍替えしたのは高校三年の春、やはり手に職、やりがいがある職業として「医師」が突如候補に上がった。元来、性格的にコツコツ調べ物をするのが好きで、中学生の頃には理系の研究職志望だったのを、世の空気に惑わされて無理に私立文系にしていたことにようやく気づいたのだ。

僕の出身校、水戸第一高校からは東京方面にも多数の進学者がいたが、かなりの卒業生が東北大学に進学していたから、東北大学の工学部に行けとエンジニアの父親にはよく言われていた。だけど、工学部や理学部では物や動物が相手、打ち込めば打ち込むほど孤独にさいなまれてしまい続けられないのではないかと、当時の僕は考えた。

人間相手の仕事である医学であれば、どんなに打ち込んでも寂しくない。親戚に医師はいなく、医学がどんな学問か、医師とはどんな職業か、正直あまりピンとはこなかった。しかし、目の前にいつも「人」がいることが魅力的に思えた。高校三年時の担任E先生は、絶対医学部は無理だと言い放った。あの時点ではたしかに相当無謀な方向転換であったと思う。

僕は受験勉強なんて一年あればどうとでも挽回できると、不思議に自信があった。すべてをひっくり返して一発逆転できるみたいな…。今思えば、多くの人が考えがちな妄想を僕も抱いていたのだと思う。物事に対峙する時、昔からぐっと溜め込んで一気に片付けるようなやり方ばかりしていたから、受験勉強も同じように考えていたんだと思う。

しかし、現実はとても厳しく、最後の共通一次だった現役時は惨敗…。結局、地元で一人で勉強すると決め、いわゆる「宅浪」になった。東京の予備校に行く選択肢もあったが、当時の医学部志望にしてはまるで足りない学力を友人たちに晒すのが嫌だった。そう思うと、僕は相当のええかっこしいだったのだ。

三食昼寝付き、一日一回犬の散歩で外に出るだけという、今でいうニートみたいな生活になってしまった。それからは、どんどん自分の殻に埋もれていった。次第に知人に会うのが怖くなった。うだつが上がらない自分を見られるのが嫌だったし、自分はこんなもんじゃない、いつか立派になって、その時はじめて堂々と会いたいといつも考えていた。十分に自分を成長させてから人前に出たいと。いわゆる引きこもり状態だったのだと思う。

あの頃は、今思い出してもどうしようもない、蟻地獄みたいな状態。模試もまったく受けず、結局、現役の時より成績が落ちてしまった。冬のセンター試験直前の自分の学力のなさに自分でも驚いたし、今でも試験問題がまったく解けないで青くなる夢を時々見るほどだ…。

センター試験が終わり、二次試験も失敗…。父親に「一年間何をしていたんだ!」と怒鳴られた時は本当にこたえた。自分でも訳が分からず一年が過ぎていたのだ…。

東京へ

結局、両親に土下座して、浪人2年目は東京の予備校に行かせてもらった。駿台予備校の市川の寮、一人ではまた勉強は続かないから、刺激しあえる仲間がいたら勉強も続けられるのではないかと考え、あえて個室ではなく四人部屋を希望した。当時は、自分というものにまったくもって自信がなかった…。自分は一人になると堕落してなにも出来ない、そう考えていた。

二浪目だったのでルームメイトはみんな年下かと思っていたら、皆同い年だった。正確には高卒で社会に出たものの、与えられる仕事の違いに憤慨して大学進学を目指したH君と、一浪ではあったが、中学浪人をしていたために年が一緒のS君と、僕みたいな純二浪のO君がいた。初対面の日にほっと気が和んだのを良く覚えている。予備校側の配慮に感謝した。

あの一年は本当に必死だった。二浪なんて、人間以下みたいな劣等感があり、肩書きがない自分が嫌で嫌で、早く大学生になりたかった。予備校には仮面浪人と呼ばれる、慶応大学などに籍を置きながら予備校に通って医学部を目指す人がいて、本当に腹が立った。自分たちと同じ目標を持ってはいるけど、向こうには大学生という肩書きがあって、一見安泰の生活を送っている。こっちは四人部屋の寮で悶々とした毎日。このヤローって感じ…だったな。

もっとも今思うと、それなりに楽しくやっていた。銭湯にみんなで行ったり、映画を見たり、ゲーセンで時間をつぶしたり。当時の僕のお気に入りの場所は、今はなき新宿コマ劇場のそばのゲームセンタービル。しょっちゅう入り浸って、憂さ晴らしをしていた。本当に暗かった…な。

3回目の挑戦の冬、医学部ならどこでもいいと、東京のみならず、九州や大阪の大学も受けた。遂にいくつかの私立大医学部に合格した。とにかく大学生になれることがうれしかった。肩書きが約束されたうれしさは今でも思い出す。最終的に、志望であった国公立大の医学部である、「福島県立医大」に進学できた。

福島へ

福島では、「医大」といえば福島医大のこと。二次試験で訪れた時に、地元での君臨ぶりがかなりかっこよく、俄然行きたくなっていた。大学は丘の上に建っていて、新しく立派だった。僕が入学する四年前に市の中心部から移転していたのだ。

そこでの学生生活は、いわゆる地方大学の医学部生の典型じゃないかと思う。狭い人間関係の中だけで、惚れた腫れたを繰り返して過ごした。生まれてはじめてしっかりした彼女ができた。

しばらくすると、高校時代からの憧れ、アメリカに行きたいという希望が強くなった。当時の僕は、部屋に有線放送を引いて、福島にいながら海外の短波放送を聴くのが日課。目の前の景色や人々を通り超して、憧れの海外、アメリカをいつも夢見ていた。その思いは学年を増す事に強くなって、アメリカでレジデント（研修医）をしてアメリカに移住しよう！　なんて事を考え出した。二浪したけれど、やっぱりアメリカ大好き症候群が頭をもたげてきたのだ。

一念発起

そのためには、ＥＣＦＭＧ（Educational Commission for Foreign Medical Graduates）という資格を取得しないと医師としてアメリカで働けないことが分かった。その資格を取るには、ＵＳＭＬＥ（United States Medical Licensing Examination）という試験に合格しないといけなかった。大学四年から受験可能だったから、その準備を大学二年から本格的に始めた。それには訳があった。

当時、僕はヨット部に所属していて、１９９２年の山形国体にヨット４７０級の福島代表として出場した。そのレースで、オリンピック代表クラスのセミプロの選手と戦ったのだ。雑誌でしか見たことない有名選手と同じレースに出ている！　というミーハー根性でいっぱいだった。もちろん技量の差は火を見るより明らかで、レース開始後数分で圧倒的な差をつけられてしまった。結果は39位だった。後ろには８県だけ…。

そのレースの後で、今後の人生を考えた時に、ヨットを続けるのは悪いことなのではないかと考え始めていた。どうせトップにはなれない競技に時間と労力を費やすのはもったいない、医師になるのだったら、一流の医師になるためにその同じ時間と労力を費やすべきではないのかと。オリンピック級の選手達は、プロ選手並みに人生の大半の時間をかけてヨットに打ち込んだ人達。趣味みたいなレベルの自分が続けるのは間違いで失礼なのではないかと…。自分にできることは何かと自問したら、やはり医学の勉強だと思った。当時福島国体を控えていて、強化指定といって、費用を援助されて練習や競技活動ができる身分になれそうだったのだが、きっぱりヨットを辞めた。

英語づけ

その後の学生生活は結構狂気じみていた。英会話学校に入り、24時間英語だけを聞こう、見ようと、短波ラジオのVOA（Voice of America）とかBBC（British Broadcasting Corporation）を四六時中聴いて、車でもその録音番組を聴いていた。教科書も英語版に切り替えていって、ステッドマン医学大事典という英語の医学用語大辞典、六法全書みたいに厚い本であったけれど、それをいつも持ち歩いていた。大学の試験の回答を英語で書いたこともあった。教授の温かいご理解のおかげで採点には問題なかった。

そんな生活を3年も4年もして、やっとアメリカでの研修医になれるのだ。そう信じて頑張っていた。当時なにが辛かったというと、ECFMGのことを知っている同級生がいなかったことだ。なにやら山口は部活を辞めて狂ったように英語を勉強しているぞ。教科書もみんな英語にして…なんて思われていたと思う。ESSに入部したのはそんな理由からだった。少しでも英語力を付けたい一心で入部した。おかげさまで、福島の英語弁論大会で優勝し、部長まで務めさせてもらった。

英語狂いではこんなエピソードもある。VOAでは電話でリスナーが直接番組に出られるコーナーがあった。日々様々なテーマを設け、スタジオのゲストエキスパートが世界中の聴取者からの質問に答えるという形式。ある日、イスラム教について特集していた。僕はその番組に国際電話で出演したのだ！　内容は、イスラム教のラマダンという断食の習慣があるけど、妊婦とか幼若な子どもはどうするの？　という質問だった。アメリカ東海岸時間で昼間の番組だから、日本時間では夜中の2時か3時くらいだった。国際電話がつながって番組の担当者から「Hold on a second」といわれてどきどき。その数分後、毎日聴いていた番組のアナウンサーと直に話せた。日本では草木も眠る丑三つ時に一人で大興奮！　その番組はその日いっぱいは繰り返し有線放送で流されていたから、後で録音しておいた。人知れずそんなことをして楽しんでいたのだ。結局質問の答えは、妊婦や赤ん坊は免除だそうだ。

大学5、6年の時、基礎研究と病院見学で、夏休みの間だけ、セントルイス大学とウエストバージニア大学に行く計画があった。でもほんの短期間の基礎医学でのアメリカ行きの意義を問うたのと経済的な問題で行かずじまいに終わってしまった。そんな感じでさしたる大イベントもなくＵＳＭＬＥ試験だけを考えて学年を重ねた。

最終的に基礎医学と英語能力テストは受かったが、臨床医学が落ちてしまってタイムアップ…。基礎・臨床・英語の3点セットがパスしないとだめだったのだ。マッチングデーという、就職希望者と医療機関が面会して就職先を決める日に到底間に合わず、卒後すぐのアメリカ留学を断念せざるをえなかった。

今思うと、大学入学前の宅浪の時の二の舞をしてしまったのか…。一人ではどうしても効率が落ちるし、独りよがりになってしまってテストの求める範囲を効率よく抑えることが不十分だったのではないかと思う。

アメリカ行きがだめになった当時は相当落ち込んだ。生きる気力もなかった。なによりヨット部の先輩に申し訳なくて仕方なかった。一応一度は未来を嘱望されたのにそれを拒否して別の道に進んだはずが、それを成就できなかったわけで…。付属病院内で先輩に偶然逢うのが怖くて仕方なかった…。福島を出る日は近くなっていた。

研修医に

アメリカに行けなくなった…。その時、そもそもアメリカで成し得たかった事は何だったのかと考えたら、「実力のある医師」になることではなかったのかと再認識した。だからその当たり前の希望をかなえるべく、さっさと志望の科を決めて、その道に邁進したいと思った。実家を継ぐことが宿命の友人などははじめから進む科が決まっているわけだけど、僕は自由。自分の適正を見極めて、あまたある科の中から選ぶことができた。

ちなみに当時は卒後ストレート制。卒後、すぐにどこかの科に属するのが普通だった。研修医としてのいわゆる初期研修は努力目標であって、今のように義務ではなかった。だから所属の科を決めることは当たり前だった。自分の性格をよくよく考えてみて、知識とうんちくが決め手の内科系は駄目。経験勝負の外科系にしよう。しかもチームプレイは相当苦手…。一人で手術ができる科、そう考えて脳神経外科にした。緻密な作業は自信があったし、脳という神秘の臓器に触れることができるなんてとても魅力的に映ったのだ。

今でこそ形成外科がない大学は少なくなったが、当時福島医大に形成外科はまだなかったから、形成外科という選択肢はまったくといっていいほどなかった。形成外科の存在すら知らなかったといっていい。

さて次にどこで働くか？　外科系ならやはり経験がすべて。残念ながら福島に残ることは考えなかった。関東に戻る場合、人口の多い東京に出る以外はないと思っていた。

症例がたくさん経験できるところ…。6年生の夏休みを利用して、築地の聖路加国際病院や十条の帝京大学病院などを見学に行った。帝京で出会ったK先生がすばらしくて、彼と一緒に働きたいと思った。その彼が医局長として東大病院に戻ると聞いたので、彼を追うような形で、東大の脳神経外科に入ることにした。東大なら関連病院も多く、症例が豊富で希望に合うと思ったのだ。形だけの試験を受けて、晴れて合格した。

門出

1997年春、福島医大を無事卒業。医師国家試験にも合格。茨城生まれ、福島育ちの最強のカントリーボーイは東京に向かったのだ。

東京に行く前、つかの間の里帰りをした。出発の日、水戸駅から東京に向かう時、父親が改札まで送ってくれたのだけれど、父親と別れたら突如涙が出てきた。止めどもなく次から次へと涙が溢れて止まらないのだ。自分でも驚くほど泣いた。生まれて初めてコントロール出来ない涙だった。階段で隠れるようにひとしきり泣いてホームにでると、ホームが見えるところから両親が見送ってくれた。改札からホームにでるまでずいぶん長く時間がかかったから不思議に思われていたかも知れない。浪人2年、大学6年。高校を出てから長い長い学生生活が終わり、やっと社会に出られるという喜びと、ずっと仕送りしてくれていた親への感謝の気持ちが吹き出したのかな。忘れられないシーンとして今も残っている。

東京

浪人以来の東京。中学生の時、高校受験向けの冬期講習に参加するため、大塚駅の駅近のホテルに2週間くらい缶詰になったのが、いわゆる観光以外での初めての東京体験。次が、不本意ながら大学浪人での1年、そして就職で再度来ることとなった。東京はいつも僕を圧倒させる。人が多く、かつ人のパワーが満ちている。

文京区根津という、上野の不忍池に近いところにマンションを借りた。東大病院へは歩いて出勤できる距離。がしかし、朝から晩まで病院に詰めていて、ほとんど部屋には帰れなかった…。しかも勤務を始めてからすぐ、川越の埼玉医大総合医療センター救命救急に転属となってしまった。

埼玉医大

埼玉の人には悪いけど、当時の埼玉県の救命救急システムは東京都に比べるとはるかにお粗末で、救急搬送のコントロールが行き当たりばったり。東京ではその日の夜間の空きベッドや手術の可否などの体制を各病院がオンラインであらかじめ消防に送っておき、急患が発生すると消防が適切な搬送病院を判断できるようなシステムがある。埼玉は救急隊と個々の病院がやり取りをして決める。だからずいぶん苦労した。病院の数が少ないからそれでよいと考えられていたのであろうか。

東大病院?の入局同期のY君とY君と自分、トリプルYで院内のゲストハウスという家族向けの家に住まわせてもらい、ふすま一枚がプライバシーの境目であった。3人揃うことはないからあまり不自由はしなかった。

現在埼玉医大総合医療センターは、高次救命救急になってドクターヘリまで運用しているが、当時は三次救命救急といわれていた。それでもあらゆる急患が運ばれてきて、それこそ24時間勤務だった。いわゆる救急処置や修羅場で鍛えられて、医師としての度胸はついたと思う。だから、僕の医師としてのイロハは埼玉医大で培われたと言っていい。

もっともそんな中、脳神経外科から派遣されていながらも、外傷を扱う整形外科的手術も面白いなとちょっと感じたりもしていた。


人間関係を良好に保つすべも身についた。なぜかというと、院内では救命救急は嫌われ者。どんどん患者を取るものだから自前のベッドだけでは足りなくなって、他科の病棟（ベッド）を占拠する厄介な科だと見られていて、各病棟の師長やスタッフへの気遣いなしに円滑な仕事はできなかったからだ。僕も他科の病棟を回り、円滑に診療をできるよう細心の注意を払っていた。

当時のエピソードとしては、僕が当直明けでシャワーを浴びているときに限って急患が来て、びしょびしょの頭で処置なんてことがよくあった。当直時には当直室で夕飯を自炊するのが習わしで、在日韓国人の先輩医師から生まれてはじめてチゲ鍋というものを教わった。

仕事の方はあまりの過酷さに本当にホームシックというか、福島や出身の茨城に帰りたいと思うことも多々あった。もっとも、考える時間がなかったというのが当時の総括。研修医なんて誰しもそんな感じではないのかなって思う。

その後、再度東大に戻った。東大病院では、教授回診の準備が研修医の最大の仕事。患者の病歴や治療経過を簡潔に教授回診時に説明するのだ。手術室では手術に使う顕微鏡のセットアップが第一の仕事。顕微鏡は天秤のようにバランスを取り、わずかな力で快適に動かせるようにする必要がある。救命救急に比較的長くいたから、同期の中では一番脳外科専従が遅れていた。だから患者の経過を説明するのが苦手で参ったし、埼玉医大でいっぱしの医師になったつもりでいたのに、東大病院でのほとんど学生の延長みたいな仕事はつまらなかった。尊敬するK先生も大きな医局の中では思うように仕事が出来ていないようで気の毒だった。僕は売店のおばちゃんと仲良くなって、売店に行くのが唯一の息抜きだった。

そんな時、同期の研修医S君が2年目からアメリカで研修をするために渡米した。とてもうらやましかった。彼は東大出身。僕が取れなかったアメリカでの医師の資格であるECFMGを学生のうちに取得していた。父親は脳神経外科の教授。サラブレッドっているんだなぁと思ったものだ。

僕もアメリカに臨床留学したいという思いは依然として持ち続けていた。ただ、身勝手な話だけど、研修医が始まってしまうと、また初めから研修医で行くのはもう嫌だった。日本でのキャリアが一段落したらアメリカにclinical fellow（専修医とでも訳す）として行きたいなと考え直していた。数年間の夢の先送りを腹に決めていた。

日赤医療センターへ

ほどなくして広尾の日赤医療センターに転属。都内でも珍しく、小児脳神経外科を中心に扱う脳神経外科であった。そのため、頭部の先天奇形や水頭症を多く扱っていた。水頭症は、髄液をいかに頭蓋内から排出するかが肝。だから、脳髄液がうまく排出されずに頭蓋内に溜まってしまって髄圧が上がってしまうとトラブルになる。なにしろ多数の患者を治療していたから、緊急で患者が運ばれて来ることも多かった。緊急手術も多く、病院に待機することが仕事という生活に戻った。

楽しい遠足先で突然嘔吐が出現し、緊急ではるばる広尾まで運ばれてきて、そのまま緊急手術。そんなことも少なくなかった。子ども達が気の毒だったし、親の疲弊も見ていて辛かった。

あらかじめ先天奇形が分かっていて、出産後24時間以内に即手術をおこなわなければならないケースがあったりと、小児脳神経外科特有の難しさがあった。産科、小児科との連携も不可欠。すっかり通い慣れた小児科病棟では赤ん坊の点滴ラインが取れなくて困った。個人的には自分ですべてやりたかったけど、子どもに何度も痛い思いをさせるわけにはいかないから小児科の先生のお世話になっていた。だから当時、小児科の先生には後光が差していたなぁ。

転科

脳神経外科を選んだ理由に、脳に触れるということがあったのだが、実際には血管外科の趣が強く、クモ膜下出血にしても動静脈奇形にしても、触るのは血管ばかり。結局脳の実質は神の領域、アンタッチャブルなのだ。これは求めていたものとちょっと違う…。そんな気持ちが芽生えてきていた。埼玉医大総合医療センターで触れた整形外科の患者の影響もあって、健康な人を扱う医療っていいなと思い始めてもいた。だけど、大学入学に2年遅れ、今度は研修医2年を棒に振って一から他の科をやり直すのか？　うーんかなり厳しい…遅れることはもうこりごりだった。悶々とした日々を過ごした。でもだらだら続けることは出来なかった。思い切って転科するなら今しかない！　そう思った。

転科先は整形外科？　いやいや、自分には体力が足りない…。整形外科は体力勝負なのだ。そんな時、埼玉医大総合医療センターでのことを思い出した。埼玉医大総合医療センター時代、1階の野戦病院みたいな救命救急ユニットにいたのだが、最上階である10階に形成外科という科があった。

形成外科病棟は綺麗で、救命の患者がお世話になっていたから出入りもしていた。形成外科の医師とはほとんど話したことはなかったが、かっこいい外国製の白衣を着た医師がキザでちょっといけすかない印象を持っていた。

プライベートではお見合いをした。内科の研修医仲間の紹介だった。残念ながらその話は流れてしまったが、後に紹介者である女医さんと縁あってつきあうことになり、2000年5月に結婚した。

第２章

Ciao! Italia!

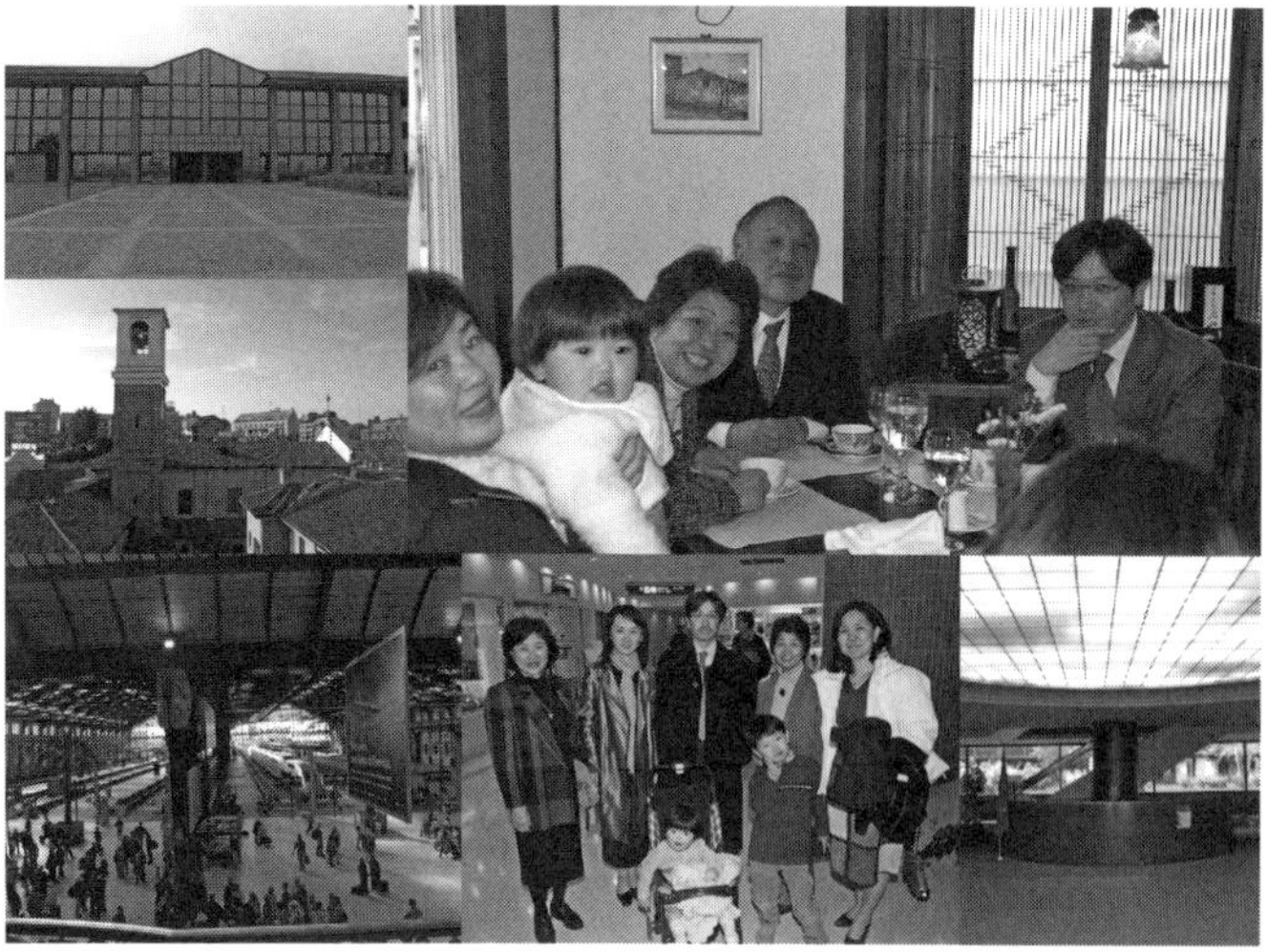

形成外科へ

形成外科を調べていくと、「美容外科」も含まれているという。一般的には「美容外科」というと、「怪しい」、「儲け主義」なんて偏見を持たれているかもしれない。でも自分のそれまでの体験を顧みて、思うところがあった。

一般の医療は、例えるなら一旦マイナスに陥った状態をゼロに戻す医療だ。広く医学界を俯瞰すると、ゼロをプラスにするような医療もあることに気づいた。それが美容外科だ。病気ではない人間に手を施して、プラスの効果を作り出す。そんな医療があることを知ったのだ。美容外科をやりたい！　そう思った。

脳神経外科時代、せっかく命を取り留めても、半身不随でリハビリの生活を余儀なくされたり、小児になると養護学校から出られる訳じゃない…。そこに僕は満たされないものを感じていた。その医療を決して否定する訳ではない、医療のほとんどは高齢者が対象であり、人をより長く生かせるためのものだ。外科についても、病変の「切除」が基本であり、素早く正確に「切除」することが技量の目指すところ。脳神経外科やその他の科が大事でないということでは決してない。ただ、自分には向いていないと判断したということを強調しておきたい。

もっともアメリカかぶれであった僕は、形成外科の一分野が美容外科であると固く信じていた。アメリカではそうなのだが、その他の国では必ずしもそうではなく、日本ではいきなり美容外科に転科する医師もいる。でもそれは邪道であると思えてならなかった。形成外科で研鑽した基本技術の上に美容外科は成り立つと今でも思っている。だからまずは形成外科に転科することにした。

美容外科という最終ゴールを目指して形成外科の門戸をたたくことにした僕だったから、行きたい大学は自ずと限られていた。当時、「美容外科」を標榜していた大学病院は、日本で東京女子医大第二病院と北里大学だけ。厳密には第二病院は分院だから、微妙に違ったが、さほど気にしなかった。東京女子医大第二病院に入局の打診の電話をしたら教授がいきなり電話に出てくれて、そのテノールのような声に圧倒され、すいすいと話が進んだ。本当に声がいいというのは得である。印象が格段によかった。早速見学に行き、脳神経外科の研修終了後からお世話になることになった。それでも研修終了までまだ数ヶ月あり、もう気持ちがない脳神経外科を続けるのが嫌で、当時の日赤の部長に早期退職を願い出た。しかし、脳神経外科の人不足を説かれ、週一回形成外科の見学に出るという代わりに年度末いっぱいまで勤務を継続することになった。その年で定年退職される部長先生にそんな交換条件を突きつけ心が重かった。

小児脳神経外科には先天奇形も含まれていたから、今思うと形成外科にかぶる疾患もすでに扱っていたことになるのだが、日赤には形成外科はなかったから、独学で勉強して、救急の傷を縫うときに応用してみたりしていた。

東京女子医大へ

北区田端の東京女子医大第二病院勤務となった。形成外科は、最初とてつもなくストレスのかかる科だった。自分が縫った傷が上司にチェックされる。救命でも脳神経外科でも縫合は自分の裁量で行えたし、誰からもだめ出しはなかったから、要は合格点だったのだと思うのだが…。それまでに感じたことのないストレスだった。

形成外科転科までの間、脳神経外科所属ではあっても、独学で勉強した形成的処置を日赤で実践していたから、ちょっとは自信をもって乗り込んだのだが…。形成外科本チャンの前ではそんな自信は一瞬で吹き飛んでしまった。

上司の先生の緻密な縫合に圧倒された。特に教授の顔の手術の縫合の美しさは群を抜いていて、縫った傷跡が直後から消えていた。上手い上司に出会えたことを幸せに感じた。ただ、あまたのだめ出しに凹み、そのストレスで実は円形脱毛症になってしまった。美容外科を志して形成外科に転科したのだが、田端という土地柄、町工場で傷を負った患者が非常に多く、実は野戦病院のようなところで、緊急手術ばかり行っていた。必然的に当直も多かったから身体的ストレスも影響したのかもしれない。

結局、当直に関しては脳外科時代と変わらないじゃないか、と感じたりもしたが、夜通し起こされない日もあったから、比較的楽な当直ではあった。あと研修医の時とは違い、僕の身分は「助手」。最近は、研修医が終了しても、ポスト不足で正式な助手になれない中途半端な状態を余儀なくされる医師もいるから、即助手採用は実は恵まれていたということを後から知った。そしてその恩恵で、週一回、院外の病院に行かせてもらえた。

いくつか選択肢があった中で、僕は当時日本で一番豊胸手術をおこなっていた「ナグモクリニック」を選んだ。なんといってもその症例数に惹かれたのだ。症例をたくさんこなすことの重要性は外科医なら誰でも知っていることであり、「乳房」という臓器に特別思い入れがあった訳ではなかったのだが症例数にとにかく惹かれた。

昼間の山手線に乗っての移動は、はじめての時は大感激！　昼間の世界をはじめて見られた！　大げさではなくそんな開放感でいっぱいだった。が、クリニックでは…。はじめは直立不動で見学だけ。秘伝の手術法はまったく教えてもらえず、朝から夕まで本当にただ見ているだけだった。しばらくして縫合が許され、それでも長い間小さな仕事しかさせてもらえなかった。

南雲吉則との出会い

はじめて会った時、南雲はチェックのズボンをはいていた。当時、彼は43歳、やる気の塊のようなオーラに圧倒された。次に、手術を見たときに彼のメス裁きに衝撃をうけた。ためらいがない！　一気にメスを滑らせる手つきに驚き、縫合の早さに目がくらんだ。この人は教授とは違った意味でうまい！　そう感じた。

アメリカ経験

研修医時代の収入は、ほぼマンション代で消えてしまうほど微々たるものであったから、食うや食わずというのは大げさだが、決して余裕はなかった。女子医大勤務で収入が安定し、時間も少し出来ると、国際学会に参加したいと思うようになった。医師になったら海外に行く暇はないと思っていたけど、海外に行くには、なにも観光旅行だけが手段ではないことに気づいたのだ。自分の休みを使う他に、国際学会や国際的な講習会に参加するという手があることを知った。

学会で自分の研究を発表できれば尚結構だけれど、いかんせん若い医師には敷居が高い。発表はなくても、見学で勉強してくるということは意義深いし、患者さんにとっても有益であることに間違いはない。ハウツーを教えてもらえる講習会であれば、よりいっそうダイレクトに効果が期待できる。幸いボスのW教授がアメリカで5年もの臨床経験を持っていて、その手の国際的なミーティングに関する情報は十分にあった。

そこで候補として出てくる国はやっぱりアメリカであり、ヨーロッパに学会見学や講習会に行くという発想は僕にはなかった。世界の医療をリードしているのはアメリカであり、わざわざ遠いヨーロッパに何を学びに行くのか？　という思いが強かった。

そんな中、長期ではなくても、1週間ほどの短期でNew York Eay,Ear,Throat Hospital主催の美容外科講習に教授と行ったのは貴重なアメリカ体験だった。日頃の忙しい仕事から解放されての自由な時間、しかも世界の中心地ニューヨーク！1日中みっちりと講演を聞き、夜は疲れてほとんど外出は出来ないような状態だったけれど、マンハッタンにいる自分を幸せに思ったし、今後もそのようにして海外に来ることが出来る、チャンスがあれば短期間でもいいからどんどん海外に出ようと強く思ったものだ。

乳房再建への興味

その当時、自分にあった専門部位はどこかといつも考えていた。形成外科は守備範囲の広い科で、頭から足の先まで、美容から先天奇形まで、多岐にわたっている。ナグモクリニックで乳房の手術に参画していたこともちろんあったが、外傷や先天奇形は自分の嗜好とは違う。やっぱり美容外科がいいと考えていたし、顔よりは乳房、特に乳癌の後の再建が自分に合っているのではないかと考え出していた。

乳房再建とは、患者さんが泣く泣く乳房を失い、必要に迫られて乳房再建をするわけであるから、純水に100%美容外科、つまりあくまで御本人の希望で手術を受ける類とはちょっと違う。この他の外科にはない患者さんと医師との距離がバランスよく見えたのだ。今でもその考えは変わっていない。

衝撃的な論文との出会い

乳房再建への興味が大きくなり、1999年の冬、あらためてニューヨークを訪ねた。今回は日本人医師A医師の元を訪ねたのだ。彼はアメリカンドリームを地でいくような人で、慶応大を卒業した後、若いときにアメリカに渡って成功し、現在は5軒の家を所有。第一線を退いた今は、のんびりとニューヨーク大学関連病院で診療を続けていた。そんなサクセスストーリーに強烈に刺激を受け、海外嗜好がまたまた強くなってしまった。

その頃には、ただ海外の病院に行くというのではなく、自分の興味のある分野で行けたらいいな、と思うようになっていた。一から始めるのではなく、自分が得意な分野の研鑽にいきたいと思っていた。そんなニューヨークからの帰りの飛行機の中で、ある論文に出会った。フランスのK.Crough医師が書いたOncoplastic Surgery（腫瘍形成外科医）というものの紹介論文であった。帰りの機内の中で「これだ！」と思った。この分野こそ僕がこれから学ぶにふさわしい新しい分野だと思ったのだ。形成外科と乳腺外科の間のような新しい発想、そんな柔軟さに惹かれた。それに、アメリカではまだ普及していないというのも興味をそそった。

常にアメリカに後塵を拝している日本の医療の現状を知っていたからだ。K.Crough医師がフランス人であることも大きなインパクトだった。アメリカ以外でも世界に先駆けることができる…。そんな思いで、帰国後、その時の病院見学体験レポートを当時の同僚に勇んで発表した。もちろん締めくくりはその論文の紹介であった。

腫瘍形成外科医を目指して

自分は形成外科に属している。このまま体のあらゆるパーツを扱い、さらにはマイクロサージェリーという顕微鏡手術の技術を磨いて、微細な手術の達人になろうか？　いや、この間インスパイアされたOncoplastic Surgeon（腫瘍形成外科医）になるために乳腺外科の勉強もして、腫瘍を切除する腫瘍外科医の能力も身につけようか？　まだまだ形成のキャリアも始まったばかり、切って縫うという最低限のテクニックには少々自信がでたが、それ以外はほんのビギナー。将来の方針決定に迷う時期がしばらく続いた。

乳腺外科へ

そこで南雲に相談した。乳癌を切除してそのまま再建もできる医師になるにはどうしたらよいのかを。そんなとき、東京共済病院の話が舞い込んだ。

南雲の朋友のB先生が東大から東京共済病院の常勤になるタイミングで、アシスタントを探していた。彼は形成外科的手術、傷の場所や長さを重視する数少ない乳腺外科医。彼の元で乳腺外科をトレーニングしないかと南雲から提案された。そして、東京共済病院の常勤スタッフになれた。女子医大に所属したままで、週1回、六本木の美容外科でアルバイトもしていたから、一般形成外科、美容外科、乳腺外科と三足のわらじとなった。

だからその当時、癌の患者さんと余命の話をした後、美容で脱毛相談を若い女の子にして、大学では顔面がつぶれたり、指がなくなった患者さんの緊急手術…。頭を切り替えるのがとても大変だった。いつも移動の時に自分の頭をリセットして、畑違いの診療をこなしていた。

共済病院は有名人や政治家も多く、貴重な体験もできた。元首相の直腸診まで経験してしまった。時には進行乳癌の患者さんの最後を看取ったりもして、癌はやはり怖いと心から感じた。そしてその当時、周りを説得して、腫瘍形成外科的手術を10例ほど行った。いわゆる両側アプローチ。つまり一回に患側のみならず健側も手術をした。健側のつり上げや縮小、患側の乳房縮小手術と乳腺部分切除の同時施行であった。

はじめから乳房再建を前提にした乳房切除や、乳房部分切除であっても、整容性を重んじた切除方法を考えれば、それは腫瘍形成外科の範疇に入る。当時の共済病院は、診断、手術、全身療法にエキスパートがそろい、美しいチーム医療を形成していた。そのチームに末席ながら外科医として参画させてもらい、300例の乳癌手術をB医師と共に執刀させていただいた。

ただし、保険で全ての手術をする難しさにも直面していた。健側を保険で手術はできないから、無料で行い、手術室の都合で、手術時間も長く取れないから、片方ずつ日を分けて手術をしたりと、工夫をこらして、整容性を保つ手術を追求していた。そんな苦労を日本乳癌学会で発表をした際、もしかしたらすごい脚光を浴びてしまうのでは？　と一人で悦に入っていた。が、蓋を開けると反響は少なく、ずいぶんとがっかりしたのを覚えている。2000年のことである。

医師としての目標

医師として「博士号」「専門医」「海外留学」の3点セットを満たしたいと思い始めたのはいつのことだったか。他の医師と互角に話が出来て、もちろん患者さんに高いレベルの医療を提供しようと思ったら、この3点セットは必然だという結論に達していた。その中で「海外留学」はタイミングが合わないと実現しないと分かっていたから、一般病院に出向していた2000年頃、まずは海外留学からかなえたいという気持ちが高まっていた。

イタリア経験

僕のイタリア初体験は、大学の卒業旅行まで遡る。男3人組で、ローマ、パリ十日間という、終日フリーのツアーが初めてのイタリア、初めてのヨーロッパだった。当時は、医師として働き始める前で、将来に何が待っているのか想像がつかなかったが、ただ漠然と、医師になったら時間がなくてヨーロッパには行けなくなると考えていた。だから、大袈裟ではなく、生涯最後のヨーロッパだと思っていた。

今でもよく覚えている旅行のエピソード。旅行中、ホテルでパンの追加をお願いするために、「ウンポ・ディ・パーネ、ペルファボーレ（パンをもっとくれませんか？）」というフレーズを覚え、それが通じて嬉しかったことだ。せっかくの海外旅行、現地の言葉を挨拶以外にひとつでもいいから覚えたかった。

当時、イタリアという国は僕にとってあのローマ帝国のローマ人たちの末裔、歴史に裏取られた、誇り高い人々が住んでいる国という印象の国だった。ローマからポンペイ観光に行った時には、その遺跡の素晴らしさに息を飲み、紀元0年頃にここまで進んだ文明をもっていたなんてすごい、とため息が出たものだ。ローマの数々の遺跡も素晴らしかった。

イタリアの総合的な印象はどうだったかというと、強い印象はポンペイの遺跡のそれに代表される「遺跡」であり、現地人との交流はほとんどなかったから、イタリア人に対してどんな印象を持ったのかはよく覚えていない。ただ、その後行ったパリのあまりに美しい街並みと美しい人々、特に女性達に心を奪われてしまい、それと比較すると、やや原始的な、街並みもややがさつで、人々もやや洗練度に欠ける国という印象を持った。その時点で、僕にとってのヨーロッパナンバーワンはフランスであり、イタリアはその次のレベルと序列が出来上がってしまった。

その後就職し、研修医となり、まったく時間のない生活となった。そんな中、僕の仕事の合間の慰めは塩野七美の「ローマ人の物語」だった。ローマ人の自由奔放な生き方に憧れた。だから、ヨーロッパでの序列はフランスの下だったけれど、イタリアに対する畏敬の念と、またイタリアの他の場所にも行ってみたいという気持ちは持ち続けていた。

イタリア経験2

2回目のニューヨークから帰ってほぼ1年後、ひょんなことから同僚医師が海外の学会からミラノの乳房再建講習に関するパンフレットを持ち帰ってきた。その頃僕は、常に「Oncoplastic Surgery,Oncoplastic Surgery」と仲間内で連呼していた。その文字をパンフレットに発見し、専門外であるにもかかわらず持ち帰ってきてくれたのだ。そのパンフレットにはあのK.Crough医師の名前があった。場所はイタリアのミラノ。以前、もう来ることはないと思っていたあのイタリアである。行きたい！　絶対行きたい！　万難を廃し、早速その講習会に参加することにした。さらに、せっかくヨーロッパまで行くのだから、K.Crough医師の病院、パリのキュリー研究所病院もぜひ見学したいと思い、彼に手紙を書いた。講習会参加の後で、多くの日数を割くことが出来ず、2日だけの予定ではあったが、K.Crough医師から見学の快諾をもらった。

ヨーロッパ癌センター

ミラノに着くと、いつものごとく片言のイタリア語を試してみた。通じた！　タクシーのボッタクリを避けるために、ミラノまでの料金を確認したのだ。講習当日、タクシーの運転手に病院名の「Instituto Europeo di Oncologia」を告げると、どんどん街中を走っていき、ある大きな病院のようなところで止まった。目的地に着いたらしいのだが、なにか変である。講習会の看板ひとつない。そこで確認のため聞き返してみると、どうやらミラノには癌センターが2つあるらしいこと、今着いたところはもうひとつの方の国立癌センターであることが判明した。幸い、講習会のパンフレットを持っていたためそこに住所が書いてあり、再出発が出来た。はじめからそれを見せればよかったのだが、僕の悪い癖で言葉だけで通じさせてみたかったのだ。それからタクシーは一旦町の外の高速道路へ出て、なんとか目的地に着くことが出来た。その病院はひとつの大きな建物ではあったものの、場所は町の中心部を外れた畑の真ん中。想像とはまったく違っていた…。ここがミラノで国立癌センターと人気と実力を二分している有名病院か？　意外なほどこじんまりとしていた。

ヨーロッパ癌センター、大それた名前である。日本にアジア癌センターと名のつくものがあるだろうか？　いったいどれくらいのレベルの病院なのだろうか？　いろいろな国籍の医師がいるのだろうか？　そんなことを考えていた。いずれにしても、講習会のプレゼンターは、フランス、ドイツ、イギリス、ベルギーなど、ヨーロッパの主要国中からきており、アメリカからも来ていた。これは素晴らしい講習会なのではという予感がした。

ただ、ヨーロッパ人の話す英語を聞きとる自信がなかった。そのためビデオに録画することとした。朝一番で会場に着き、一番前の席を陣取り、発表はすべて録画した。ちなみに出席者のネームリストが配られ、日本からは僕ひとりだった。アジアからはインドか香港から1～2人いたような気がするが、とにかく日本人は僕ひとりだけだった。海外の学会で知らない日本人や既知の日本人に会うことはよくあることで、まったく特別なことではない。日本人は世界の医療の中で、主要メンバーであることは間違いのない事実だ。それだけに、日本人が僕一人であるということで自分が日本代表になった気がして、やる気が俄然わいてきた。

講習会はとても素晴らしかった。全ての発表をビデオで今でも持っているが、当時の僕にとってはかなり洗練された手術であり、日本にもぜひ広まって欲しいと心からそう思った。お目当てのK.Crough医師は40代半ば、どことなくトム・クルーズ似で、格好もいいし、英語も堪能で聞きやすく、すぐにファンになってしまった。講習会を実質仕切っていた。その講習会の座長がPetit教授であった。彼に会って初めて挨拶をしたとき、ニコッと笑いかけてくれ、日本からわざわざ来た僕のことを優しく歓迎してくれた。

フランス経験

パリのキュリー研究所はパリの5区にある。街中にひっそりとたたずんでいて、東京の小さな病院のような感じであった。生まれて初めてのフランスの病院、しかも華のパリ。観光では絶対に出来ない体験だと思い、自分の幸運を嬉しく思った。内部は日本には絶対ないような色使い、デザインで、興味深かった。そこで手術を見学。手術そのものにも興味はあったが、なにしろ初めてのパリの病院、院内の構造や、そこで働くほかの医師や看護師にも関心がいった。

K.Crough医師と一緒に働いていた研修医やfellowのような海外からの医師には特に注目した。彼等は何をしているのか？　どんなことができているのか？　特にロンドンから来ていた女医さん（見た目はアジア人風）と気が合い、いろいろ話を聞いた。彼女は2人の子どもをロンドンの夫に預け、パリに来ていた。週末は電車でロンドンに帰っているとの事だった。そこで驚いたのは、彼女がまったくの無給であるということ。無給でパリにアパートを借り、週末はロンドンに帰る生活は相当出費がかさむだろうと、他人事ながら大変であろうと思った。

それでもそれに見合ったメリットがここにはあるとも思った。それほど彼等の手術が先進的に僕には映っていたのだ。他にアフリカから、やはり丸3年無給でキュリー研究所で働いている医師がいた。今思えば、おそらく彼は自分の国かどこかの財団からお金をもらっていたのではないかと思う。いずれにしても、病院からはまったくお金をもらわずに彼等がやっているのをみて、これは大変だなと正直思った。そのとき内心ではパリに留学するぞ！　と既に決めていたからである。貯金は足りるかな？　そんなことを考えていた。

貴重な病院見学を終え、以前来たことのあるサクレクールの丘を登った。もう来ることはないと本気で思った、あの卒業旅行の思い出がよみがえった。今回は小澤征二指揮のオペラまで見ることが出来た。リラックスしたものである。何とかして近いうちにまたパリに来る！

パリ留学を内心決心したのも良かったが、僕には妻と生まれたばかりの0歳の娘がいた。家族連れでの留学はひとりでのそれと違い、いっそう困難だ。特に妻も医師をしているので、お互いの職場のアレンジは必須であり、考えれば考えるほど難しいような気がした。

海外留学には基礎研究留学と臨床留学がある。後者の場合は、他国での医師免許の問題もあり、歴史的にアメリカが圧倒的に多く、さらに若いとき（研修医）から向こうのシステムに組み込まれないと、なかなかいい経験が出来ないということも分かっていた。かといって、基礎研究で留学をするような気は毛頭なかった。

外科医には旬というものがある。どうせ年をとったら、手術をやりたくてもやれなくなるのだ。腕前を磨かなくてはいけない若い大事な時期に、机にかじりついていたくはなかったのだ。こうなると、申し訳ないが、フランス留学には妻子の存在は重荷になると思われた。そうはいっても大切な僕の家族、優先順位をつけるとしたらなんといっても第一に考えるべき事柄だ。遅かれ早かれパリに行こうと心は決まっていたから、出来ることから始めようと思った。

はじめはやはり言葉の問題だ。フランス語は今までまったく習ったことはなく、僕にとっては最難関の問題点であるように思えた。いくつかのフランス語学校をあたった後、吉祥寺のフランス語学校を探し出し、早速通い出した。近所の本屋のフランス語の学習本は棚にある全てを買った。なにはともあれ語学力をつけなくては！この頃、車の中もフランス語、家の中もフランス語であった。なんだか大学生の時、英語漬けになった時ととても似ていた。それから妻ともよく話し、家族揃っての留学の青写真は出来ていた。

キュリーに留学したいという意思の手紙を出したら、来るのはかまわないが無給であるとの返事。予想はしていたが、1年ないし2年くらいの期間を考えていたため、お金が足りないこととなった。パリに家族連れで住むとなると相当の出費が必要だ。まったくの無給でも手術に参加できればそれでいい！

そこで、生活費を捻出するために週末、救命救急病院のアルバイトを始めた。早くても出発まで半年以上あったから、ある程度お金を貯められる期間があった。ただ、気がかりだったのは、フランス人研修医の無愛想ぶりだ。彼等にしてみれば、外国人は自分たちの働く機会を奪う存在でしかなく、はっきりいって邪魔な存在なのだ。僕にとってもっとも大事なことは手術をすること。見学レベルでは行かないほうがいいと、僕は頑としてそう考えていた。だから、そんな彼等ともうまくやらなければならない…。果たしてうまくやっていけるだろうか？　フランス語も難しい。そんな不安が僕を襲った。そんな思いをめぐらせていたとき、ふとK.Crough医師からの手紙にあるアドバイスに目が行った。

ミラノのヨーロッパ癌センターであればお金をくれるかもしれないという。さらにPetit教授は旧知の友人であるなどとの紹介があった。そう前述のPetit教授はフランス人なのだ。フランスに心は100％傾いていたが、「お金」の二文字に魅かれた。Petit教授であればおそらくK.Crough医師と同じようなことをやっているだろう。この間の講習会でのやさしい笑顔が目に浮かんだ。早速キュリーに送ったのと同様の手紙をヨーロッパ癌センターに送ったところ、驚くべき返事が返ってきた！

なんと、イタリアの銀行員程度の給料付きでclinical fellowとして雇ってくれるという。それに、2年という希望期間に関してもOKであった。それにしても、こんなに簡単にオファーを出してもらってもいいのだろうか？　正式には見学と同じレベルのキュリーに対し、ちゃんとした正式採用のオファーに心は傾いた。向こうからの給料と貯金を合わせれば、イタリアでの家族揃っての生活は可能であるようにも思われた。フランスに一度傾いた心をイタリアに持って行くのはとても大変であったが、金銭面がクリアされると分かると気がとても軽かった。

そしてイタリア行きに心は大きく傾いていった。そこからは妻の説得である。フランスに行くことにすっかり浮かれていた妻をイタリアに行こうと誘うのは心苦しかった。あと自分自身もフランスに行きたい気持ちを捨てきれずにいた…。

イタリア留学へ

フランス語も結構覚え始めていたし、今さら、それをイタリア語に変えるなんて…。それに、イタリア語はフランス語より響きが「ダサい」感じがしていた。勉強期間もどんどん減っていく…。早く結論を出さなくてはと焦った。それでも金銭面だけでなく、ヨーロッパ癌センターという大胆なネーミングから、きっと世界中から医師が集まってきていて、キュリーと同等か、それ以上の経験ができるかもしれないと思い、それであればイタリアも悪くないと思い直していった。僕の留学決定はその程度の予備知識で決まったのだ。

それから、イタリア語の本を本屋で全て買いあさり勉強を開始した。2001年10月のことである。11月に同じミラノで、乳房再建講習が今度は、ミラノの前回間違えて行ってしまった国立癌センターであり、それに参加し、ついでにヨーロッパ癌センターを1日見学し、留学をするかどうかの最終決定をしようと思った。結局は好印象を持ち、行くことに決めた。

妻の説得にはかなりの時間を要した。結局、子どもが小さいこと、イタリアが妻にとってはあまり魅力的ではなかったらしく、はじめはひとりで行くこととなった。初めての環境、初めての海外滞在。いきなり家族全員で行っても大変なことは目に見えていた。そこで、初め3ヶ月間有効の航空券を買い、その期間内でその先も滞在したいと思うようだったら、家族を秋ぐらいから呼び寄せることにしたのである。いわばお試し期間である。Petit教授にはそのような我々のお試しの考えなど言わず、2002年4月より2年間お世話になることをお願いする旨の手紙を送り、快諾をいただいた。12月のことである。

年が明けてからは本当に大変だった。退職の手続き、健康保険の手続き、ビザの手続き、引っ越しの手続きなどなど、やることは山積みだった。それらを仕事の合間に片付けていった。まさに毎日毎日、なにかやるべき手続きがあった。僕は「ToDo」リストをつくりそれを実行していった。今回の留学で一番気になったのは、小さい子どもを東京に置いていくことへの罪悪感だった。例えお試し期間とはいえ、妻がやさしく「ひとりで行ってきていいよ」そう言ってくれたとき、本当になんていい女性と結婚したのだと思った。妻にはアメリカ留学経験があり、僕の海外留学願望をよく理解してくれた。また、それまでの自分は働いていながらも、いつも満足感が得られていなかった。妻はそれを知っていたし、イタリアからのオファーを得てからの僕のうれしがりようがあまりに大きく、その変わりざまが妻にそう言わせたのかもしれない。

出発

今回のイタリア行きの最大の難点は、出発の日の直前に妻の実家に妻が引っ越すことになったことだった。高額の家賃を妻と子どもだけのために払い続けるのはもったいなかったし、小さい子どもの面倒のため実際誰かの手助けも必要だったため、妻が実家に戻ることにしたのである。引っ越しというものは大変である。何から何までまとめ直し、家財道具の分配を決め、結局、荷物が多いために妻の実家と僕の実家に分散して送ることとした。それにしても出発間際の忙しさは今思い出しても壮絶であった。あらゆる手続きを行い、同時に膨大な荷物の梱包。1歳児の面倒を見ながらである…。本当にイタリア出発が遠いことのように思われた。

なんとか全ての準備が済み、部屋を引き払ってから2日で出発であった。1日は妻の実家にお世話になり、最後の夜は恵比寿のウェスティンホテルに泊まった。実は妻が僕に内緒で取ってくれた粋な計らいであった。最後の夜は今までの出発準備のぐちゃぐちゃを払拭し、落ち着いてゴージャスに過ごせた。ホテルで最後のEメールを送受信した時、僕のコンピューターのインターネット接続が自宅の光ファイバーから普通の電話回線用に設定を変えなくてはいけなかった。この時本当に旅立つのだなと実感した。

成田では僕の親や姉夫妻、妻の親など家族総出で送ってくれた。とにかく、やってやる！　そう思った。出国ゲートをくぐると今までの多くの苦労が思い出されて、涙が止まらなかった。自分でもびっくりするほど本当に大泣きをして出国となった。妻も泣いているように見えたが涙で家族を見ることが出来なかった。

第３章

EIO

(European Institute of Oncology, EIO)

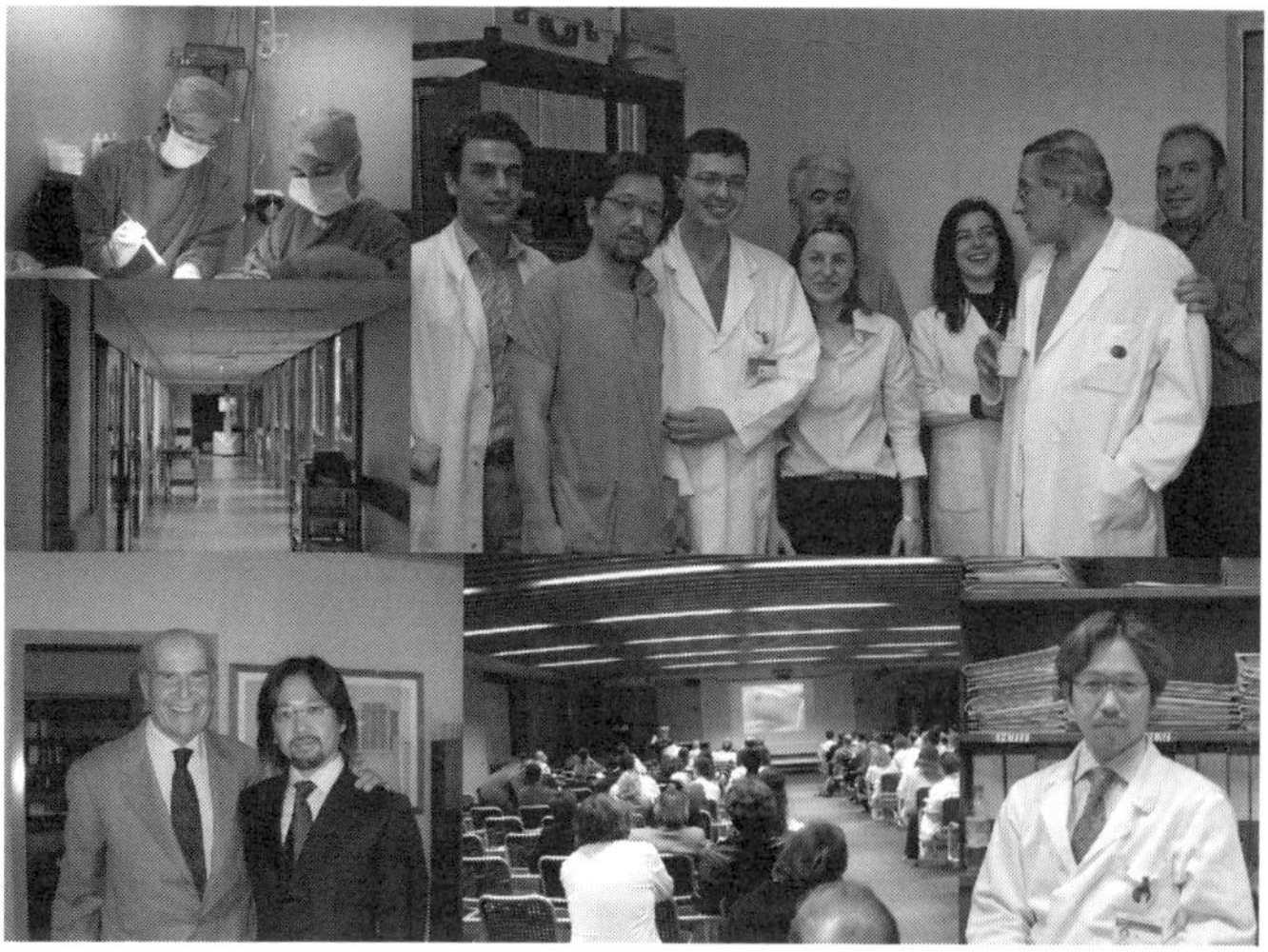

はじめの一週間

ついにやって来た。長い飛行機の旅も終わり、空港からタクシーでヨーロッパ癌センター近くのレジデンスへ直行した。イタリアに渡る前からいくつかのツテを使ってアパートを探していたのだが、結局、決定的な良い情報は得られず、はじめはレジデンスからとなった。レジデンスとは日本で言うところのウィークリーマンションのようなもので、月単位で契約する。週単位でもOKだが割安感が少ない。部屋の広さは申し分なかったが、寒々しく寂しい感じは否めなかった。なんといっても部屋の電灯が暗かった。これはいけない。寂しい気持ちに拍車をかけてしまった。日本を出発するときからひどい風邪をひいていて、体調的には絶不調。日本から持って来たCDを聴いて自分を鼓舞するしかなかった。

滞在2日目、滞在許可証を申請に市内のquestura（警察署）に行ってきた。イタリア留学をする人は必ず行くことになる場所だ。相当迷ってたどり着いた末になんと書類が足りなかった。警察署はイタリア語が堪能な申請者（移民か、単純労働者か？）が溢れかえっており、ヨーロッパには、単純労働者、知的労働者ともに大量に流れ込んでいるという昨夜テレビで見たコマーシャルを思い出した。風邪のせいだけではなく気分が悪くなったからすぐに帰ってきてしまった。週末に出直すこととした。

東京の大使館でも門前で帰ったのが2回あったからもう慣れっこだ。それでも、今日はレジデンスに住むシルバーノじいさんに想像以上に親切にされびっくりした。彼は行きのバスで出会ったのだが、英語が堪能で、普段はミラノ市内に住んでいるが、自宅近くが工事中らしく、騒音から逃れるために一次的にレジデンスに住んでいると言っていた。地下鉄の乗り方、お勧めの銀行や不動産事情も教えてくれた。初めての現地人との交流、本当にありがたかった。

滞在3日目、昨日のシルバーノじいさんが、銀行と不動産に問い合わせをした情報をわざわざ僕の部屋に持って来てくれた。彼は僕と同じフロアに住んでいた。ついでにお願いして、僕が翻訳できなくて悩んでいたいくつかの生活に必須なフレーズをイタリア語に翻訳してもらった。これからもイタリア語を教えてくれると言っていた。またまた本当にありがたいことだった。

午後からはヨーロッパ癌センター(European Institute of Oncology, EIO)に行って、先生たちに挨拶をしてきた。今回の留学は、厳密には広告募集に応募して採用されるという形をとっていた。形式だけだがその申請書を書きに行ってきた。もっとも、イタリア語の文章がまだ書けなかったから、秘書のマヌエラに書いてもらい、サインだけを自分でした。イタリア語の壁は相当厚い…。

院内の週一回の全科ミーティング(グランドラウンドと呼ばれている)は英語で行うなど、医師同士では英語なので問題はないのだが、同僚が猛烈な勢いでイタリア語を話しているのを見て先が思いやられてしまった。僕にはまったく聞き取れなかったのだ。

イタリアに渡って一週間が経った。この週の成果は、codice fiscale(税務番号)という、税務署への登録を済ませたこと、銀行の口座を開いたこと、携帯電話を買ったこと、インターネットプロバイダーに登録したことぐらいだ。イタリアではプロバイダーはすべて無料で、電話代だけ必要だそうだ。肝心要の滞在許可証は、傷害保険の証明書を日本に忘れてきてしまい、今週は取得できなかった。仕事を休んで警察署に行かなくてはいけなくなってしまった。はじめの大事な時期に仕事を休むことは避けたかったがいたしかたない。警察署が金曜の午前中までで、金曜の午後から土曜、日曜にまったく進展ができないことに苛立ちを感じた。

ミラノの街を本当によく見て歩いた。アパート探しのためだが、東京と比較するとミラノは本当に小さな町だ。僕の経験からすると、街の構造はまったく違うが、日本の仙台くらいの規模に見えた。人口も周辺の町も含めて200万人ぐらいだ。以前イタリアに来たときに行ったローマははるかに大きかった。北ヨーロッパの経済の中心地とはいえ、ローマとは比較にならない。町の歴史も規模も全然違うのだ。ほんのちょっと地下鉄に乗るとすぐ郊外の新興地に出てしまう。

ミラノの中で、いわゆるヨーロッパの町っぽい場所は、centro storicoと呼ばれる旧市街部で、どうせ住むならやはりそういうところに住みたいと思った。ただ、我が「リパモンティレジデンス」も、部屋の掃除とシーツ交換が週2回あって、慣れると結構楽チンに生活できる。半分ホテルだから捨てたものじゃないと思うようになった。

4月1日は復活祭（イースター）のためこの一週間は特別らしく、テレビでは教会ばかり映している。何もすることがないからサン・シーロに行ってきた。去年ミラノに来たときも見に行ったのだが、今回は特別だ。ACミラン対パルマで、日本人プレーヤーの中田を見られるのだ。中田の試合には日本からわざわざ観戦ツアーがあるくらいだから、たとえミラノ在住1週間でもここはまさに地の利を生かすチャンス。この一週間のアパート探しで、ミラノ、特に南側は地理的にほとんど理解してしまったから、トラムで行った。ミラノの交通機関は慣れると便利かもしれないと思った。電車、トラム、バス、タクシーと、これでミラノの交通機関はすべて制覇したことになった。

試合は、ACミランが3-1で勝った。ACミランファンの熱狂ぶりには驚かされた。僕は中田を初めて生で見られて良かった。こういうことでもないと僕もイタリアで一人ぼっちで寂しいからいい慰めになった。それにしても彼はイタリアでよくやっている。サッカーでイタリアに行った一番の先駆者は三浦カズだったけど、イタリアサッカーに本当に溶け込んだという点は中田はすごいと思う。サッカーは世界共通とはいえ、中田が他の選手にイタリア語で指示を出しているのを見て感心させられた。

言葉はやはり大事なのだ。自分と比較してみると、分野はまったく違うが、技術がまず必要という点では共通しているし、中田はいい励みになった。それに自分でも驚いたのだが、最低限の意思疎通はイタリア語で僕も既に出来る。さらなる言葉の習得を医学と同時にやるのはちょっと大変だけど、なんとかなると思った。毎日イタリア語に囲まれているのだから。

形成外科とは

一般的に形成外科という科は内科や外科のように、同一科の内部でさらに臓器別に専門が分かれるほど大きな科ではない。その割には、頭から足まで、体表面一般を守備範囲としているため、扱う範囲は非常に多岐にわたっている。したがってひとりの医師がたくさんの手術法に習熟しなくては務まらないという性格がある。とはいえ、手術の技術や診療のレベルをあげるには、やはりその中でも専門性を高める必要がある。僕は、広大な形成外科の範囲の中で、乳房再建をメインにやっていきたいと考えていた。もともとこの分野は形成外科のメインテーマのひとつ、乳癌の切除手術後におこなう再建術である。日本では、欧米ほど乳癌の罹患率は高くはなかったが、現在増加の一途をたどっており、それに伴い乳房再建の需要も非常に高くなってきている。

European Institute of Oncology (EIO)

ＥＩＯは国立や公立の病院ではない。私立病院でもない。私立と公立の間のような存在で、利益目的ではないが、国立のように運営における足かせは大きくなく自由に運営できる病院である。この病院は欧米の中でも、比較的ユニークな存在で、世界の乳癌治療に大きく貢献しているイタリアのVeronesi（ヴェロネージ）教授が中心となって１９９５年に作った病院で、当時まだ10年にも満たない新しい病院だった。それでもイタリア国内におけるベロネージ教授の評判はズバ抜けていて、病院自体は地下一階、地上四階建てであまり大きくないものの、各科が機能的に配置され、さらにベロネージ教授の率いる乳腺外科だけでなく、その他の分野でも患者数や評判はイタリアでトップレベル、イタリア国内はもとよりヨーロッパ中にその存在を知られる病院となっていた。

ＥＩＯでの僕の身分はフェローといい、いわゆる研究生だ。ビザおよび滞在許可証は学生ということになっている。その点ではアメリカでいうところのリサーチフェロー（基礎医学研究者）と同じだ。しかしながら、病院内では病院長の責任において臨床活動が出来る。アメリカ型の完全なリサーチフェローとも違い、クリニカルフェロー的な側面もある。万が一の医療事故に対しては病院側が保険に加入していて、研究活動および臨床活動はイタリア大統領令において、労働とみなされている。だから、所得税も払っていた。学生と労働者の間のような結構あいまいな立場だった。いかにもイタリアらしい。ただ、このような形態はヨーロッパやラテンアメリカではみられるシステムなのだ。アメリカ型だけが世界の標準というわけではない。僕自身は、細かな身分のことより、どうせ短い間のことだから、実益重視で考えればいいと思ってやっていた。

乳腺外科のように数え切れないほど医師がいる医局と違って、形成外科はやはり小さい。常時10人くらいの医師が働いていた。イタリアは大変な医師過剰で、医師にとって正式なスタッフ（助手以上）になるのは非常に大変だ。給料もかなり安く抑えられている。また、奨学金付きのフェローも同じように採用は厳しいそうだ。

ＥＩＯ乳腺外科

ＥＩＯの乳腺外科はイタリアで1、2位を争うメッカで、ヨーロッパ内でも確固たる地位を保持している。その一番の功労者はベロネージ教授だ。20数年前にMilan Trialと名づけた大量無作為試験を始め、乳癌の外科治療において、乳房全摘をしても部分切除をしても生命予後に変わりはないという結論を導き、ミラノを世界的に有名にし、ＥＩＯ設立にも大きく貢献したのだ。健康大臣も経験し、政界にも力を持っていた。彼の名声を求めてイタリアだけでなく、世界中からＥＩＯには医師が集っていたのだ。

EIOの乳房再建

一次一期再建の場合は患者さんの選択にもよるが、人工物によるものが多く、その際の選択肢は2つある。

・エキスパンダー：大胸筋下に挿入し、徐々に膨らまして皮膚に余裕を持たせつつ、良好なカプセル(僕は日本ではポケットと呼んでいた)を形成して、3~6ヶ月後くらいにインプラントに入れ替える。

・インプラント：はじめから円形、またはアナトミカルタイプと呼んでいる乳房の形に似たシリコンインプラント(コヒーシブタイプという破損時にもむやみに体内に広がらないものを使うことが多い)を大胸筋下に挿入する。

適応や各々の人工物の特徴などは基本的に日本での考え方と大きくは変わらない。ただ、こちらの手術はほとんど原則的に両側の手術だ。癌がどちらか一側にあっても反対側も手術をする。つまり、乳房縮小や乳房吊り上げを同時に行うのだ。保険的にカバーされているからできる芸当だが、理想的だ。（すべての患者に同じ事を日本で行うのは必要な経費的にも、マンパワー的にも困難）美容面だけを強調しているわけではなく、反対側を形成外科的に手術をすると、Petitがパリ時代に研究したところによると、4.5%の患者さんに癌が見つかったというデータがあり、そういうデータも反対側手術を後押ししているのかも知れない。また、傷に対する患者さんの考えも違う。最終的な形がよければ傷の大きさは不問な印象があるのだ。医師の間では常識だが、白人の皮膚はきれいに治る。だから傷にそれほどこだわらないように映ったのは、そういった特徴が影響しているかもしれない。

また、一番に驚かされるのは乳輪の色が非常に薄いことだ。これは紛れもない事実で、乳輪はないに等しいような患者さんもまま見られた。だから、医師が自分たちで乳輪を決めてメスを握るというような場面がよく見られた。これは医師側からすると非常に楽。手術の制限がひとつ減るからだ。乳輪の縁を切るような手術の場合、日本人だと傷の長さがあまり取れないということも起こる。

素人

手術を中心に、様々な乳房再建の技術や知識を習得できればいいと考えて僕はイタリアに行った。ところが働きだしてすぐに困難にぶつかってしまった。僕は形成外科に所属していたのだが、形成外科というのは、手術において各大学、各病院、各医師によって独特のリズムがあり、それに慣れないといけないのだ。ある病院が得意としている手術の場合は特にそうなる。

彼らは毎日のように同じ種類の手術をしている。それに対し、たった今来たばかりの僕とでは手術の「先を読む」力がまったく違う。彼らにとっては、言わなくても分かるような手順が、新参者にはそれが思い浮かばない。それに言葉の壁が追い討ちをかけていた。英語だったらまだなんとかなるものの、イタリア語で早く言われても返事に困ってしまった。慣れさえすれば、使われる言葉は限られているはずだから大丈夫だとは思ったのだが、すぐには到底無理であった。恥ずかしい話だが、2人だけの手術に入るのはすぐには不可能だった。多くのことをもうひとりの相手と十分にコミュニケートして手術をリズミカルに遂行するのが難しかったのだ。

だから、しばらくの間は2人+1人とか3人+1人の1人になろうと思った。いずれ2人だけやあるいは自分ひとりでできるようにしたいと考えてはいたが、始めは仕方がなかった。なんてことない簡単な手術が、言葉の問題でまったくの素人と化してしまう自分がすごく情けなかった。

はじめの一週目が終わり、いろいろと分からないことばかりでとまどった。そんな中でも徐々に分かってきたこともあった。一日7~8件の手術の3分の1は乳腺外科との共同作業で、乳腺外科(イタリアではSenologyと呼んでいる)の癌切除術が終わった後に形成外科が乳房再建を担当するというパターンだ。その時に乳腺外科の医師達と会うわけだが、乳腺外科のほうがかなり国際的だ。主に南米とヨーロッパからが多かったが、全部で10人くらいの留学生がいた。

手術の件数は一日15件くらいあるようで、3つの手術室を占拠して1部屋で1日5件くらいあるのだ。人手も欲しい、という側面もあってか留学生も多いのだ。そうすると必然的にイタリア語がわからない医師も多く、術中に使う言葉は英語でも結構大丈夫そうに見えた。驚いたことに、あるSenologyの医師、彼はイタリア人だが、日頃はNew YorkのMemorial Sloan Kettering Cancer Centerという、超有名な癌のメッカに勤めていて、2週に1回、古巣のＥＩＯにきて手術をしていたのだ。そのような世界を股にかけた猛者もいた。それに対して形成外科はちょっとdomesticな印象で、イタリア語はかなり必要とされた。英語でのコミュニケーションをちょっと試みてみたが、はじめの一言二言で会話が途切れてしまい、とても実用的には思えなかった。それでも教授や助教授は英語でもまったく問題なく、その点は日本と同じで一緒に手術をする相手の医師次第。言葉の壁は大きいが致命的ではないことが分かった。

手術室のストライキ

4月に20年に1回という大きなストライキがあった（sciopero generaleという）。事前にはバスもトラムも地下鉄もすべてストップするといわれていたから、病院にはタクシーで行くしかないなと考えていた。ところが当日の朝になってみるとバスの走る音が聞こえた。窓から外を見てみるとバスがちゃんと走っていた。おかげでバスで無事病院に行けた。ただ、バスは中の電灯を消して暗くしていた。僕にはその意味はよく分からなかったが、それがストライキと関係があることは明らかだった。テレビですらもほとんどが録画番組で、全体の詳しい状況はよく分からなかった。手術室もストライキで、半分しか使用しないことになっていた。

そんな体験は生まれて初めてで、病院とはいっても労働者の共同体であり、労働条件の改善は常に求めていくという労働者の姿勢を見て、僕は驚きを隠せなかった。その日は、保険の患者さんの手術はなく、プライベートの患者さんだけで少ないと聞かされていたが、実際にはほとんどいつもと変わりはなかった。ただ、使用する手術室の数がいつもの半分だったため回転が悪く、結局最後の手術が終わった頃には夜9時になっていた。

手術室で

手術室で一人前になるためには、まず道具の名前と、看護師へのオーダーを覚えなくてはならなかった。それを覚えないとまったくもって話にならない。イタリアに行く前に必死でイタリア語を覚えたつもりだったが、その内容は一般会話であり、手術室内での会話はまったく勉強していなかった。それにイタリア語での医学用語は、実際日本では学ぶ術もなかった…。

僕自身もイタリアに行く前にはその重要性に気付いていなかった。それが少々の誤算で、天気の話や世間話が理解できても、肝心要の自分の仕事に使う用語を覚えていなかったのだから、すぐにつまずいてしまった。そこで、空いた時間には、同僚に道具の名前を列記してもらい、また、手術台の方向や照明の明るさを調節する表現や、術中の検体を外回りの看護師にお願いするような決まり文句を聞きまくり、2週間くらいでほぼ実用的な医学用語集が出来上がった。

そのおかげで、相手の言葉を聞き取るのは依然として大変でも、こちらが話す言葉には断然自信がつき、はじめは単語が分からなかったために手術中にどうしても遠慮してしまっていたが、そんな気持ちはまったくなくなって堂々としていられるようになった。

初執刀

イタリアに渡って苦節1ヶ月、道具の名前を覚えるところから始まり、第2助手を務めるのがやっとの日が続き（鉤を引いたり、糸を切ったりするような仕事）、言葉の壁や流儀の違いに大きくつまずき、それでも毎日毎日手術があったおかげで、徐々に信頼を勝ち取っていき、ついに初めてメスを握ることが出来た。術者デビューだ。日本を発ってから約1ヶ月半ぶりのメス。メスの重さが馴染めず、始めはちょっと手が震えてしまった。手術というものは医療行為で、スポーツとはまったく違うが、あえてサッカーに例えて言えば、始めは補欠（見学か第2助手）だった。ベンチにも入れないような状況で、自分が情けなくて仕方がなかった。そこから、ベンチ入りを果たし（第一助手）、そしてついにスタメン（術者）になったようなものだと思う。

言葉の壁はまだあったものの、約1ヶ月で気持的には日本にいた時に近づきつつあった。つまり、自分がイニシアチブを取りながら手術に当たる充実感を持ち始められたのだ。その頃からイタリアに来て良かったと思えるようになった。

手術室で2

手術室に入ってはじめに印象付けられたのはウインクだ。イタリア人に限ったことではないのかもしれないが、同僚のみんなは男も女もウインクが非常にうまかった。手術中に他の人の手術を覗きに行ったりすると、大袈裟に挨拶する代わりに目で挨拶してくれるのだが、その時に最高にうまいウインクをする。完璧に片目だけを閉じることができる。特にシチリアから来ていたジュゼッペ（43歳、子持ち）はウインクナンバーワンだった。日本であそこまでうまいウインクを、僕は見たことがない。僕はうまくウインクが出来ないから感心しきりだった。

また、次に印象深かったのは、手術室のラジオだ。手術室の中にラジオがかかっていた。向うではラジオを聴きながら手術をするのだ。日本ではCDをかけたり、BGMがあったりすることはあったが、普通のラジオは僕の経験ではなかった。驚くべきことに、はじめから手術室の壁にラジオが組み込まれていた。ちなみに、アメリカで病院を見学したときもラジオだった。普通のラジオだから、会話も当然結構入る。そういう時は「音楽のかかっている局に変えてくれ」などとリクエストをして変えてもらうわけだ。

僕のお気に入りはラジオモンテカルロだった。この放送局からは80年代のアメリカの洋楽がたくさん流れていた。僕は80年代の音楽が大好きだから大満足。また、イタリアのヒット曲もよく流れていて、イタリアのヒットチャート上位の曲はほとんど覚えてしまった。結構いい曲があって、機会があったら是非日本に紹介したいと思っていた。ちなみに、ＹＵＹＵという歌手の「MON PETIT GARÇON」(モンペティギャッソン、フランス語で私のかわいい男の子)という曲が２００２年春の僕のお気に入りであった。

ワールドカップ

２００２年のワールドカップの時、僕はイタリアにいた。日本と韓国で行われるということで、日本では大いに盛り上がっていたことと思う。イタリアでももちろん大変盛り上がっていた。食事の時は必ず話題に上っていたし、テレビでＲａｉ Ｕｎｏ（日本のＮＨＫみたいなもの）が一日３試合全ての試合を毎日生中継していた。ＥＩＯの手術室内にある、通称bar operatorio（手術室バール）には水とエスプレッソコーヒーと食べ物やジュースの自動販売機があるのだが、そこに突如テレビが出現し、毎日ワールドカップの試合を流していた。手術の合間にたくさんの医師や看護師が集まり観戦していた。中には手洗いをしながら見に来る医師もいるほどだった。「日本でワールドカップが行われているのに何故ここにいるんだ？」とよく言われたものだ。このワールドカップは日本と韓国の宣伝効果は抜群だったと思う。おそらく世界中の人があらためてこの2つの国の存在を再認識したことだろう。

僕はＥＩＯではたったひとりの日本人、アジア人だから、結構有名（？）だった。初めの頃は中国からか？　韓国からか？　と聞かれたりしていたが、手術室のスタッフはみんな日本から来ている形成外科の山口のことはすぐに覚えてくれて、（時々、タマゴッチと間違われていたが…）日本の試合も気にしてくれていた。日本の初戦は、僕は手術があったから最後の10分くらいだけ見られたのだが、ベロネージ助教授（ベロネージ教授の息子）が「2-2だよ」と声をかけてきて、日頃はクールな先生に気さくに声をかけてもらえてうれしかった。日本代表の中ではなんといっても中田が有名だ。知らない人はいないほど。また、初戦に関して言えば結構いいプレーをしたのか、「イナモトはすごい！ペレのようだ！」という人がいた。また、「どうして日本人選手はみんな髪がbiondo（ブロンド）なんだ？」とも訊ねられた。「気分を高揚させるためと、目立つことによって自分を欧州に売り込もうとしているのではないか」と答えておいた。

ＥＩＯにはいろいろな国から医師や看護師が集まっていたから、ワールドカップは格好の話題の種だった。僕は6月下旬に一時帰国予定だったため、かなり厳しいとは思っていたがその時に日本が残っていたら（準決勝!!）いいなと願っていた。しかし、ご存知の通り、日本に着く直前に日本は敗退してしまっていた。

イタリアが予選リーグのクロアチアに敗れ、決勝トーナメントに進出が出来るか否かがみんなの最大の関心事となった。審判のジャッジに対する批判も盛んにされていた。僕は日本の第2戦の勝利をリアルタイムで見ることができた。日本の選手達の頼もしい活躍は、停滞気味の日本全体に勇気と活力のようなものを与えてくれるのではないかと思った。今回初勝利を挙げたことから、世界から見ると日本のサッカー界は長い間遅れていたが、これからはワールドカップに出場することだけに喜ぶのではなく、対戦相手を倒す快感のようなものを日本国民は覚えたと思った。少なくとも僕はそうだった。これからは、フランスやブラジルなどの強いといわれる国に勝つことを目標として臆することなく堂々とやってもらいたい。人口だけをみたら日本は間違いなく大国なのだから(アルゼンチンなどは3400万人しか人口はいない!)。ちょっと熱くなってしまったが、サッカーの活躍をみて、僕自身も頑張ろうという気にさせられた。

日本人のサッカー選手の中で、稲本はよく活躍していた。こちらイタリアの実況では、「この大会は間違いなく彼の広告になっている!」と盛んに言っていた。さらに稲本のインパクトが相当強いらしく、鈴木隆行も中田浩二も時々「イナモト！」と呼ばれていた（金髪だからか？）。事実ワールドカップ後、彼はイギリスに渡り、活躍したのは周知のことと思う。

名前

ＥＩＯに来てはや2ヶ月を過ぎても、なかなか人の名前が覚えられなかった。形成の同僚の名前は当然覚えたが、手術室や病棟の看護師、麻酔科をはじめ、他科の医師の名前まで頭が回らなかった。というのも、イギリス人や、アメリカ人にあるようななじみのある名前だけではなく、もっと変わった名前（思い出すのも困難！）が結構多いのだ。

通称も含めて今覚えている人の名前を試しに挙げてみると、イントラ、ヴィヴィアンナ、アンナ、リタ、スザンナ、ルチアア、ルッジーナ、アルド、ギアナ、ファビアンナ、ダビデ、マウロ、アンドレア、ファウスト、ピエーロ、トンマーゾなどなど。挨拶の時に相手は必ず、「チャオ！サトル！」と言ってくれるのに、僕のほうは「チャオ！」だけしか言えなくて少々悪い気がしていた。僕の頭は、医学とイタリア語で手一杯だった。結局最後まで名前を覚えられない人がいた。ごめんなさい。

手術室で3

僕の経験では、欧米の病院の手術はかなり早い時間から始まる。2000年に見学に行ったニューヨークの病院でも、執刀が8時前からという驚異的な早さだった。その分、医師は仕事が全て終わると午後2時でも平気で帰っていた。EIOも予定の執刀時間は朝8時からだった。いつもちょっと遅れて8時15分か30分くらいになってはいたが、それにしても今まで僕が日本で経験した病院よりはかなり早かった。そして、ミラノでも仕事が終わると早い時間でも医師はさっさと帰っていた。日本だったらたとえ早く仕事が終わっても午後の5時くらいまでは残っていたものだが、彼らはまったくおかまいなしだった。彼らに言わせると、その分、遅いときは結構遅い時間まで働くのだからそれでいいのだという。それももっともな意見だと思った。もっとも、ポジションが上の先生ほど患者さんとの面会など仕事量が多く、結構遅くまで働いていた。

ＥＩＯでは毎日たくさんの手術が行われていたが、乳線外科の手術が圧倒的に多く、次いで形成外科、その次にその他の科が同じくらいずつあるといった感じだった。だから手術室も手術の順番などの管理に追われていたのだが、どうしても腑に落ちないことがあった。手術の順番は乳腺外科が優先されるということだ。とにかく乳腺外科が一日の全ての手術を終えるのが大事。日本であれば、時間のかかる手術は早く始まり、時間の読める手術は後になり、全体としてはほどほどの時間に全手術が終了するように管理するが、ＥＩＯでは、どんなに時間のかかる手術でもそれが理由で先に始まることはなく、あくまで、乳腺外科が優先。だから、夜の7時から両側の乳房の形成手術が始まったり、あまりに夜遅くになりすぎて、形成の手術が次の日に延期になったりすることがあった。特に、手術の延期は何回か経験した。待たされた挙句に延期というのは疲れるもの。患者さん側も大変だったと思う。全身麻酔に備えて飲まず食わずで待たされた挙句に延期なのだから…。

また、乳腺外科が突然の形成外科依頼をすることもままあり、形成外科は乳腺外科の下働きのような、常に待機した状態であることを強いられていた。病院内でいかに乳腺外科が力を持っているか分かってもらえると思う。乳線外科は日本の普通の総合病院であればむしろマイナーな分野。だが、ＥＩＯではまさに主役だった。

バカンスについて

8月のVacanza（バカンス）の時期がやってきた。8月前に一足早くバカンスに行っていた人もいたが、8月から本格的なバカンスの時期に突入した。ミラノのほとんどの店は閉まってしまい、多くの人は海へ行き、ひと夏を過ごす。東海岸のアドリア海、サルデーニャ島。そしてシチリア島のいずれかにみんな行くようだった。中には山に行く人もいるようだが海に行くほうが一般的で、「今年はどこの海に行くの?」というのが挨拶がわりになるほどだった。

期間は3週間ぐらいが一般的で、その間、街は本当に機能を失い、観光客だけが残るという状況になっていた。ＥＩＯでは3週間休みを取る人はあまりいなく、10日から2週間くらいが一般的だった。帰ってくるとみんなよく日焼けしていて（焼きすぎといってもいいくらい！）、一目でバカンス帰りというのが分かった。Petit教授は3週間休みを取った。どこにも行かないで自宅のあるパリに帰っていた。

グランドラウンドという週1回の全科のミーティングも8月はなし。現地で半年間通っていたイタリア語学校も休みではないが時間割が大幅に縮小されていた。8月はバスの便数も少なくなり、時刻表が変更になる。近くのクリーニング屋も休みだ。そのため、まとめてクリーニングに出す必要があった。町のインフォメーションではMilano aperta（ミラノで開いている店）という8月中にやっている店のガイドブックが出るほど夏のミラノで生息するのは大変なのだ。

この時期ミラノでは、ほとんどの私立病院（医院クラス）は休み。また、大きな病院でも減床して必要人員の削減を図るそうだ。ミラノに限らずイタリア全土でこの調子だから、ある意味危険な時期かもしれない。

アパートの管理人までもいなくなってしまうから、非常時用の鍵を自分で預かるはめになった。万が一鍵をなくしたら部屋に入る術はまったくなかった。一事が万事こんな感じで、生活のすべてのリズムが狂ってしまう。唯一の利点は、街が静かなことだ。不便ではあるが落ち着いて生活ができるという面もあった。

このバカンスの時期、イタリアではみんながみんな日焼けして黒くなる。早い人では3月くらいから仕込みの日焼けとしてlampada(日焼けランプ)を開始し、早々と赤黒い顔で現れる。この習慣はまさに老若男女を問わずで、ある朝50歳くらいのベテランの麻酔科医が真っ赤な顔をしていたから、どうしたのかと訪ねると、「昨日lampada をやったのよ」と返ってくる。2週間程度の休みを取った時には、これでもかというほどみんな黒くなって帰ってくる。本当に日焼けはこの国の文化なのだ。若い女の子もまったく躊躇せずに日焼けに邁進している。日本での美白ブームなどとはまったく関係のない別の文化がここにある。

日焼け用のランプが非常に安く利用できるというのもこの国の人たちに日焼けがいかに広く浸透しているかを物語るものだ。スポーツジムには必ずランプがあり、廉価でそれを使用できるのだ。確かに日焼けをすると男性は精悍に、女性はセクシーに見える。しかし、それにしても限度というものがあると僕なんかは思う…。仮に冬の頃のみんなの顔と夏のとを比較したら、一様にみんな顔の色が変化しているはずだ。本当に面白い習慣だと思う。

初めてのつまづき

8月のある日、自分が手術した患者さんが皮下血腫というちょっとした合併症にあってしまい、再手術を余儀なくされた。普段順調に手術をこなしてやっと居心地の良くなった手術室も、こういう時はなんとも居心地が悪い。この程度の合併症は日本でも経験したことが何回かあり、大騒ぎすることではないのだが、こちらでは日本の時より余計に気分が落ち込む。周りがみんな自分の悪口を言っているような気がしてしまうのだ。

というのも、あまり大きな病院ではないＥＩＯで膨大な数の手術をこなすために、手術室のスケジュールはびっちり埋まっているから、イレギュラーな合併症に対する手術はその予定を乱すものでしかなく、当然のことながらわずらわしい事なのだ。もちろん万国共通でこの種の手術はないに越したことはない。看護師達はみんな口には出さないが、「ちゃんとやっていさえすれば、こんなことにはならなかったはずだ」と言っているようで、心が痛んだ。その時心から思ったのは、外国人はうまくやって当たり前、わずかな失敗(失敗ではなく合併症だが)でいっぺんに信用を失って、針のむしろになってしまう。もちろん今思えば僕だけの思い込みだったのだが、当時は本気でそう思った。だから、しばらくの間僕は凹んでいた。

目の疲労

かなりの時間、無影灯の下で手術をしているためだと思うが、目が異常に疲れていた。イタリア人の肌の色は日本人より白いから、無影灯の反射が強く、初めの頃はまじめにまぶしいと感じた。もっとも、時に日本人のように黄色っぽかったり、もっと褐色だ。特に夏の時期は良く焼けているから(とにかく日焼けをすることは良く休んだ証として一種のステータスなのだ！）、「白人」と言う印象とは程遠い人もたくさんいる。肌の色が黒っぽいために、最初は皮膚の血流が悪いのかと勘違いしてしまう程だ。手術以外の多くの時間はパソコンと向かいっきりで、患者さんのデータベース管理と自分の研究をしていたから目にはよくないことばかりだったな。

疲れている手術道具

ＥＩＯの手術室は規模としてはそれほど大きいものではないが、手術の数はものすごい数だ。例えば乳腺外科は年間３０００件の手術をこなすし、形成外科も１０００件くらいだ。それに一般外科が同数程度と続く。そうすると手術道具はフル回転で、バルバと呼んでいる皮下を照らす筋鉤兼照明の道具などは使い終わったらすぐに滅菌して温かいままで次に使うというようなことが日常茶飯事だった。

持針器やピンセットは、針をよくつかめなかったり、先が磨り減って丸くなっていたりする。ここまで使われて道具のほうは本望かもしれないが、時に使いづらく、忍耐が必要だった。「僕達も疲れているけど、道具のほうも疲れている」とジョークを言ったりしていたものだ。

手術室の外で

嫌なことで真っ先に思いつくのが「陰口」だ。イタリアに限るのか、この病院に限るのかは知る由もないのだが、とにかく陰口が多い。本人のいないところではまず、陰口を言われていると思って間違いない。僕もはじめは「自分のことも言われているに違いない」と神経質になっていた時期もある。直に言えばいいものを、陰であぁだこうだ言うのはやめてもらいたい。辟易するというのはこういうことを言うのだろう。いいかげん嫌になっていた。それでも日常の風景として慣れてしまった。

また、僕もそれに少しは同調しないとうまい人間関係が築けなかった。ただ陰口は、恐らく僕が感じるほど陰湿で深刻なことではなく、あたり前の、なかば習慣のようなものなのだと思うようになった。彼らは感じたことを心の中に貯めないで、すぐに誰かに吐き出してすっきりしてしまうようなのだ。聞くほうも表面的に調子を合わせればそれでいいのだ。だからみんなうまくやっていけているのだと思った。

データベース

ＥＩＯの形成外科は、乳腺外科や腫瘍内科とは違い、入念なデータベース（患者さん情報の集大成）がなく、2年前から、病院の疫学科の指導で始めたとのことだった。データベース管理とは単に、どの患者さんにどの治療（手術）をしたとかいうものではなく、年齢、性別、喫煙歴、身長、体重、原因疾患、手術法、術後のフォローアップ、合併症の有無と種類、手術結果の評価などとそれらの全てを記載した（評価した）日付を入念にコンピューターに入力して、後で様々な分析に利用するというものだ。形成外科領域では、最近のエビデンスに基づく治療というのはまだあまり浸透していなく、経験に基づく治療が支配的であった。科の性格上なかなか難しいという側面があるのだ。

つまり、癌のように自然発生する疾患とは違い、切除などのある外科医の人為的な医療行為に対応した再建術が必要であったり、熱傷などのアクシデントに対する治療法だったりするからだ。一例一例、手術の適用やその方法が違い、患者さんのコンディションもまったくバラバラで、一様な集団を見出すのが難しい。このような場合はデータベース化しても利用価値を見出せるような分析が結局は難しい。そのため、現在まであまり普及していないのだ。乳房再建に関してはそんな形成外科の領域の中では、比較的患者層がしぼられ、手術法も近年はかなりスタンダード化されてきており、データベース化には向いているほうだと僕は思う。また他には小児の先天奇形なども向いていると思う。

そういう観点から行けば、ＥＩＯは少々進んでいたと思う。ＥＩＯの乳腺外科や腫瘍内科には専門のデータベース管理者がいて、医師はむやみに患者さんの情報に近づけないのだが、形成外科にはまだそのようなポストはなく、実際には医師が手作りでその仕事をしてきていた。実は僕は、日本で乳癌治療に関係していた際、データベースの重要性を同僚の先生方に嫌というほど教えられていたので、少々はデータベースが何であるかを理解しているという自負があった。そこで僕が医局会でいろいろと彼らのデータベースについて意見を言ったのをきっかけに、5月の途中からは僕がデータベースの入力を担当することになってしまった。入力そのものははっきりいえば単純作業だが、少しでも医局に貢献できるのであればと思いもちろん断らなかった。それに、病名や手術名をはじめ、データに入力する情報はかなり多く、僕自身のイタリア語の勉強になると思ったし、EIOの形成外科のデータを管理することで、EIOの特徴や長所、短所を判断する資料になると思った。

ところが大きな問題があった。手書きのカルテから必要な情報をコンピューターに入力する必要性があったのだが、手書きのイタリア語はほとんど解読不可能で、はじめの間は秘書が近くにいるときにその仕事をして、なにが書いてあるのかをいちいち聞きながらやる必要があった。始めたばかりの頃は文字の解釈に関してはほとんど絶望的で、まったく仕事を完遂する自信がなかった。たったひとりの患者さんの情報を入力するのに1時間もかかっていたのだから！　手術の合間にそれらをこなすのは実際かなり無理があった。担当者になったことを早速後悔したものだ。

始めてしばらくの間は本来は休みである土曜日に病院に来てその仕事をこなしていった。それでもその後しばらくして数をこなしていくと、使われている表現方法は限られていることに気付き、たとえ文字は汚くても、書いてある内容を想像してだんだんと「読める」ようになった。そうなるとどんどん早く仕事ができるようになっていった。

スケジュール

5月の時点での僕の一週間のスケジュールは以下の通りであった。

月曜　手術
火曜　手術
水曜　グランドラウンド（全科の近況報告会）、手術
木曜　形成外科のミーティング、手術、腫瘍内科・乳腺外科・病理の合同ミーティング
（全身療法検討会）

金曜　手術
土曜　休み
日曜　休み

水曜のグランドラウンドとは、朝7時30分から30分間行われていて、その週に出版されたＥＩＯの医師の論文のサマリー発表と、毎回３人が自身や各部科の研究課題について7～8分ほどの短い時間で発表した。早朝からではあったが、毎回100人以上の参加があり、いっぱしの学会と同じような感じであった。ただ、畑違いの内容、例えば遺伝子についてなどは理解に苦しんだ…。

木曜日の全身療法検討会とは、通称「ゴールドヒルシュ」と呼ばれている週1回の会議のこと。腫瘍内科医、乳腺外科医、病理医、時に形成外科医が出席して行うもので、その一週間で手術をした患者さん（病理結果が出た患者さん）の全身療法を決める。腫瘍内科のゴールドヒルシュ教授を中心に、各科の医師が意見を出し合い進めていく。

とはいっても、短い時間で大量の患者さんに関して話し合わなくてはいけないいため、事実上ゴールドヒルシュ教授が決めていた。こちらでは標準治療が徹底しているため、一人の意見はほぼ他の医師の意見と同じで、食い違うことはほとんどない。だから、共同の確認作業といったところであった。

会議を経ると、患者さんの自宅に推薦治療法と初回の腫瘍内科医との予約日時が送られてくることになっている。そこには腫瘍内科、乳腺外科、病理科の教授のサインが入っていて、皆の総意であることが強調されている。患者さんの治療は必ずこのステップを経ないといけないこととなっている。ここで気付いたことは、病理の結果が非常に早いということだ。術後3日~4日で出てきていた。患者さんにとっては精神的な面も含めて非常にメリットがあると思った。僕はこの会議に提出する形成外科の患者さんのデータを入力する担当となった。

看護師事情

イタリアは看護師不足が著しく、医師の過剰に比べると対照的だ。だから外国人、特にEU内の旧東側の国の出身の看護師が結構いる。それでも、例えば手術室では、EIOによる激務のためか、もっといい条件を求めてなのか、人間関係のせいかは分からないが（頑固な名物師長がいる）、年間に30％の看護師が辞めるそうだ。外科医の立場からすると、慣れた看護師の存在は必要不可欠であり、EIOでも問題になっているようだった。だから、引止めのためか給料はかなりいいようだった。

病院の食事

EIOの患者さんの病院食はかなりデラックス。専用の給仕係の人がいて、レストランのように、ビチッと黒と紫色のスーツで決めて食事を配っている。皿やグラスなどもほとんどレストラン状態。もっともこれはプライベートの患者さんだけ。他の患者さんは病院のself serviceの人(要するに食堂のおばさん)が配っている。日本ではときに看護師が配るところだろうが、ここでは看護師の仕事ではない。ミラノの大学出身の研修医の先生に聞いたところ、このような病院は他にはないそうだ。self serviceの味も他の病院とは比べものにならないくらい良いそう。はじめからそうだとは思っていたが、どうやらＥＩＯは「イタリアの病院」というより、かなり特殊で特別な病院であるようだ。

対側手術

乳房縮小術は、大きな乳房を小さくする術式。形成外科では時々行われている。乳房専門のナグモクリニックでは週に1件くらいはあったが、他の形成外科では大学病院でもそんな頻度ではないと思う。日本人は乳房が小さいから、必要がないというのも一理あると思うが、わざわざ傷をつけてまで乳房を小さくしたいという患者さんがあまりいないというのが最大の理由だと思う。僕が大学で経験したのは、本当に胸が大きくて、肩凝りがひどいために何とかしたくて手術に望む患者さんがほとんどだった。

乳房吊り上げ術とは、トータルのボリュームは変えず、垂れ下がった乳房を吊り上げてバストアップさせる手術だ。日本ではなかなか行われていないと思う。むしろ、垂れの程度が小さければ、豊胸術(インプラントを入れる)で十分治ったりするから、適応は限られてくると思う。

ここＥＩＯでは、乳癌の手術後の左右のバランスを取る為に反対側に縮小術や吊り上げ術を行うから、美容外科病院ではないが、これらの手術は本当に毎日の手術だ。この点が日本と一番違う。方法は主に2種類で、Superior PedicleとInferior Pedicleと呼ばれる一般的な方法。特別すごい手術というわけではないが、この手術は乳房温存手術に応用できるから、テクニカルに慣れているというのはOncoplastic Surgeonには非常にメリットがある。ＥＩＯに来たおかげで、この手術の腕前が相当磨かれたのではないかと思う。

外来の料金

ＥＩＯでは3割がプライベートで、7割が国民保険（Systema Sanitario Nationale, SSN）の患者さんであり（その割合は主観的）、ＳＳＮはいかなるときでも無料。ただし、自由に病院にかかることは出来ないし、医師も選べない。それに対してプライベートは、診察や手術の時期や、医師を指定できるわけだからそれに対してチャージがかかる。良し悪しは別として、このような差別化はいかにもヨーロッパらしいなと思う。

外来だけに話を絞ると、ＳＳＮ外来とプライベート外来がふたつ別々に存在していて、ＳＳＮは助手クラスが対応し、無料。プライベート外来は、一回診察を受けるのに教授の場合は総額で約2万円、助教授は約1万5千円、助手は1万2千円かかる。（正確な額は公にしないほうがいいような気がするので書かない）これは病院が決めたもので、医師のほうはたくさん患者さんを診れば診る程収入も増える仕組みだ。あたかも病院内にプライベートクリニックが組み込まれているようなシステムだ。

両側手術

ＥＩＯでは先にも述べている通り、両側の手術が盛んに行われる。それは、一側には癌があり、もう一側は正常というような状況だ。そこで問題となるのが手術時の道具のやりとりだ。科学的にはまったく証明されていることではないが、癌のあるほうに使った道具をそのまま反対側に使うと、癌細胞を正常組織に撒布させる恐れ（？）があるから、反対側にはそれらの道具を使わないとＥＩＯでは考えていた。だから、電気メスをはじめ全ての道具は2セット用意され、狭い術野で使い分けていた。僕個人としてはそうすることにかなり疑問を持っているが、とにかくＥＩＯではそうしていた。大変なのは機械出しの看護師で、2つの術野の道具を拭き取るガーゼまでも別々にして対応。看護師に言わせると、通称dobbioと呼んでいる両側同時手術は負担が2倍になるので大変だそうだ。日本ではあまりないシチュエーションだが、将来日本でも同様な事態になることがあるかもしれない。

縫合のテクニック

こちらに来て驚かされたのは、なんといっても乳房縮小の手術が多いことだ。この手術における関門は何箇所かあって、最後の皮膚縫いの難しさというのも見逃せない。乳輪の周辺を縫うのが意外と難しいのだ。どういうことかというと、元の大きさの乳輪よりひと周りもふた周りも、時にはもっと大きな円周を持つ皮膚と乳輪を縫い合わせなければいけない。要するに大きさの違う円を上手に縫い合わせなくてはいけないのだ。日本にいた頃は一つ一つの縫合をたくさん行っていたからさほど難しくなかったのだが、こちらでは皮膚内の連続縫合が一般的。連続縫合というのは1本の糸で乳輪を一周する方法のこと。連続だから、一度縫った所は引き返せない。また、イタリアでは患者の皮膚が往々にして薄い(これは本当!)ために難しさに拍車をかける。今ではどんな難しそうな症例でも問題はないが、完全にうまく出来るようになるために少なくとも1、2ヶ月はかかったと思う。手先が器用だと言われる日本人代表として、いわゆる小手先のテクニックでこちらの医師には絶対負けたくなかったから必死でマスターした。この縫合方法は、慣れると技術による差が意外に出にくい普遍的なテクニックだということにも後から気付いた。

病理検査

この病院で驚かされたことのうちのひとつに病理検査結果の早さがある。手術後4、5日で結果が出るのだ。日本では2、3週間はかかっていたから大変な違いだ。毎日大変な数の手術がおこなわれているから、きっと病理部は大変だ。患者さんにとってはむやみに気をもむ時間が短くて済むというメリットがあると思う。

術中標本検査もすぐに結果が出る。病理医にとってみればこれはイレギュラーな仕事。外科医が標本について即座に調べたいと思った時にその都度病理医が対応しなくてはいけないからだ。前もって外科医側が知らせておけばより負担は小さくなるだろうが、なかなかそうもいかないもの。だから予告なしということもままあるわけだ。それに即座に対応できるほどの体制を整えているＥＩＯのような病院はそれほどはないと思う。

イタリア漫遊

イタリアに渡って初めの頃は、公共交通機関で移動していたが、週末の小トリップのためにレンタカーをよく借りた。ほどなくして中古のボルボを購入、週末トリップはどんどんエスカレートした。まさかイタリアでマイカーを持つとは行く前はまったく想像していなかった。だけど、電車やバスだけだと移動に限界があって、車が欲しいって気持ちが大きくなってしまった。

北はスイス、フランス、南はアマルフィまで！　ほとんどの街に訪れた。街の真ん中には教会と広場があり、旧市街があって、美術館や博物館があって観光客をもてなす整備がされていた。

もともと都市国家であった各々の都市には強いプライドが感じられた。各都市の観光の中心は教会でステンドグラスや装飾がやはり一見の価値がある。無宗教の僕もおかげで教会巡りがずいぶんと板についてしまった。

イタリアは自然も素晴らしかった。北東部のドロミテ山塊はあり得ないほどの絶景だし、アドリア海の景色やソレントの海も美しかった。自然、歴史、人と魅力に満ちたイタリアだった。

イタリアの印象（総括）

2000年前の世界に冠たるローマ帝国の末裔のイタリア人。どんな職業の人も誇りをもって仕事に取り組んでいるような気がした。とにかく堂々としているのだ。おまけに男性はダンディーな人が多い。女性はセクシーだし、なんだか人生を、今を謳歌している国民だなと強く感じた。

全体的に晩婚化が進んでいるイタリア。医師であっても正式なスタッフになれずにアルバイト的な雇われ方をされている人も多い。それでも十分に魅力的な人、物、風土、それがイタリアであったと思う。

医学的なことは十分吸収したし、あとは帰国して実践あるのみ。実はイタリアに渡って半年もしたらそう感じ始めていた。とはいえ、人生の経験値、あるいは教養を身につけるにもうってつけの海外留学。十二分にヨーロッパを感じ、様々なことを吸収して帰国したのは、1年半ほどミラノで過ごした後の2003年9月のことであった。

その時には、ずいぶんとイタリア語も達者になり、イタリアという国を、ヨーロッパを、欧米文化をかなり身近に感じるようになっていた。そして、もう一人の殻に閉じこもるようなことはなくやっていける！　そう感じていた。

第４章

Oncoplastic Surgeryとは

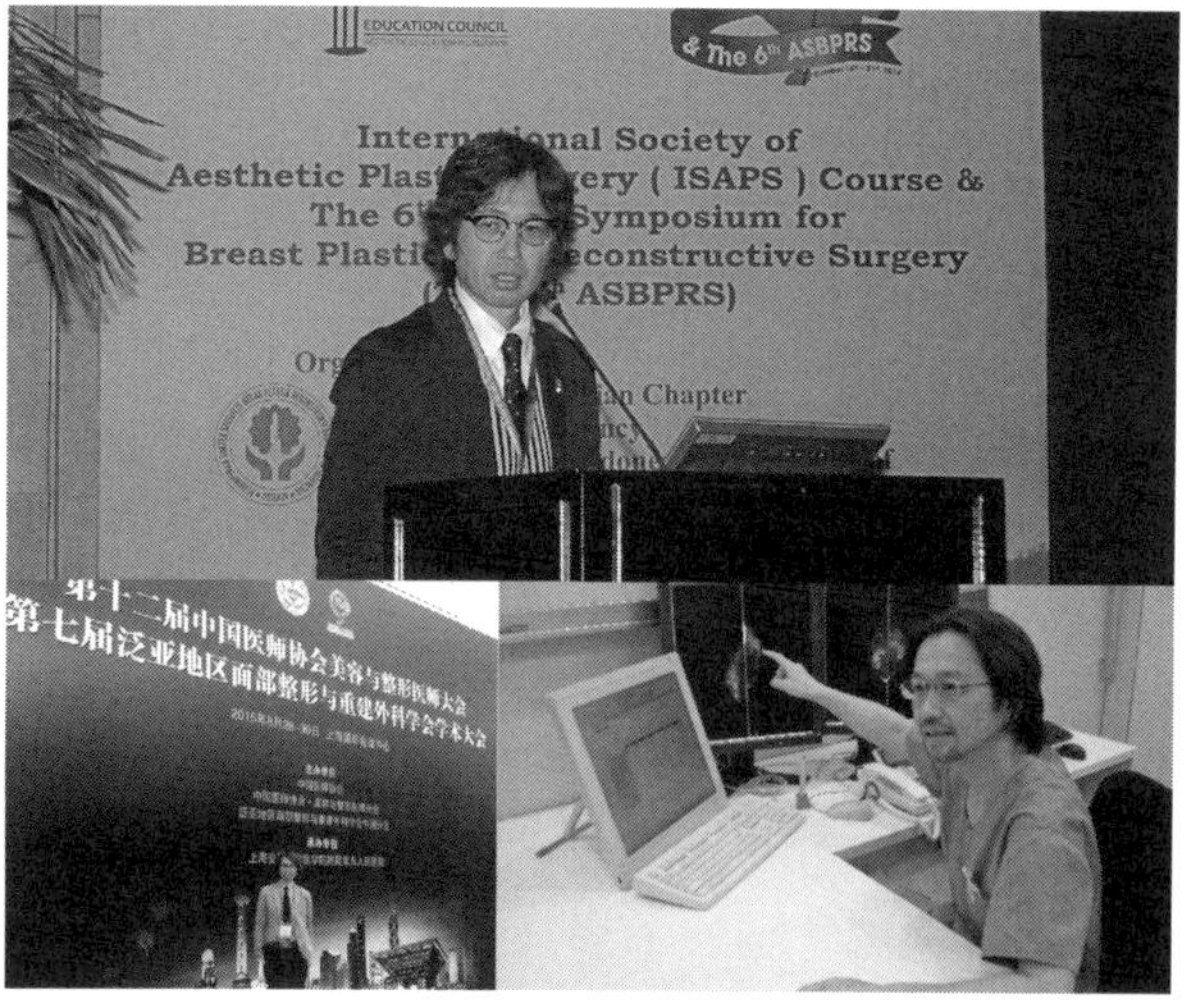

Oncoplastic Surgeryとは

２００２年の当時、乳腺外科は日本国内で徐々に増えてきており、消化器外科医の片手間ではなく、乳房を専門とする医師が増えてきていた。同時に、乳房という外からはっきり分かる器官であり、更に女性の性のシンボルという特徴のため、癌といえども術後の整容性を保つ手術の要求が高まってきていた。そこで生まれてきたのが、外科と形成外科の知識、技術を併せ持つ医師の必要性だ。

従来、形成外科医は外科医による乳房切除術後の乳房再建だけに関与するのが通常で、はじめの腫瘍切除術から参加することはほとんどなかった。つまり、

・一次乳房再建
・二次乳房再建
・皮下乳腺全摘後再建

など再建手術のみに限られていた。乳房切除術の場合はそれほど術式やテクニックにバリエーションがなく、外科医による今までの完成したやり方で十分だった。しかし、近年乳房温存手術(乳房部分切除術)が一般化してくるに従い、乳房(乳腺)が残っているだけではなく、美しく、かつ左右差なく残っていることを患者さんも医師も願うようになってきた。そんな中、90年代末期より乳房温存手術への形成外科医の積極的な関与がドイツ、フランスなどのヨーロッパの国の一部に見られるようになってきた。Oncoplastic Surgery(腫瘍形成外科)だ。アメリカでは制度上、もうしばらくそのようなスタイルは確立しないと思われるものの、日本では形成外科的緻密な手術能力にたけ、癌の知識を併せ持つような医師の誕生は可能だと思われた(Oncoplastic Surgeon)。乳房のどの部位に出来た腫瘍でも以前よりはるかに整容性の優れた手術をすることは言うに及ばず、いままで乳房切除術の適応と考えられていたような患者さんでも乳房温存手術が出来るようになった。

乳房における腫瘍形成外科のゴールは2つ。
・整容性の満足できない手術（美しくない手術）を減らすこと
・乳房温存手術を増やすこと
だ。具体的には、今まで乳房切除術の適応と考えられていた
・多発腫瘍
・中心部腫瘍（乳頭下腫瘍）
・巨大腫瘍

の切除を乳房を温存しながら、かつ整容性を保ちながら完遂できるようになった。また同時に、乳房切除術であっても、乳頭乳輪を温存した皮下乳腺全摘という一次一期再建を念頭においた腫瘍の取り方もあり、手術の回数を減らすことができて非常に有効だ。さらに、対側（健常側）の豊胸や吊り上げ、乳房縮小手術を合わせて行う両側アプローチも広義のOncoplastic Surgeryに含まれる。
・皮下乳腺全摘＋一次一期乳房再建

・皮下乳腺全摘＋一次一期乳房再建＋対側豊胸
・皮下乳腺全摘＋一次一期乳房再建＋対側乳房吊り上げ
・皮下乳腺全摘＋一次一期乳房再建＋対側乳房縮小

これらの包括的なコンビネーションアプローチが、単純に乳房を切除して平らにしておしまいという従来のアプローチに変革を起こしてきている。見たことのないような特別な治療装置や機械を使うということではなく、既存の形成外科の知識、技術との組合せをもとにして実現されるこの分野は、今後乳腺だけでなく、顔面、皮膚悪性腫瘍などにおいても盛んになっていくと思われる。

乳房手術でのＥＩＯの保険事情

乳癌患者の乳房手術に話を絞ると、なんと、全て保険でカバーされている。どういうことかというと、癌の切除手術は当然保険適用。再建術に関しては一次的でも、二次的でも、自己組織でも、シリコンインプラントでも、はたまた健康な反対側に対する乳房縮小術や吊り上げ術、乳頭、乳輪再建に至るまであらゆる手術がすべて保険適用ということだ。これは非常にうらやましい状況。ちなみに日本では患側の自己組織での一次的乳房再建となぜか乳頭再建術のみが保険適用、それ以外はすべて自費という時代が長く続き、2013年夏についに患側のインプラントによる再建が保険適用になったばかりだ。どうしてこんなに違ったのか？　僕なりに考えてみた理由は4つ。

1：イタリア人の胸は大きく、片側だけ全摘した後などは、左右差が著しく、精神的肉体的苦痛が大きくなってしまう。

2：患者の数が基本的に多く、歴史的に早期から治療の質の向上に国民が熱心だった。

3：反対側手術時に癌が見つかることがある（教授のパリ時代のデータでは4.5％）

4：乳癌治療に関わる医師に政治力があった。（Veronesiなど）

そんなところではないか。ただ、皆がたくさんの手術を受けられるとはいっても湯水のように人と金がわいてくるわけではないから、実際の懐事情は大変だと思う。だから、例えば自己組織の再建術（腹直筋皮弁や広背筋皮弁など）のように時間と労力がかかる再建術と、インプラント挿入のような比較的簡単な人工物による再建術の値段があまりかわりがないために、特に私立病院ではインプラントによる再建を励行するような事態になっている。近い将来に、通常の乳房切除術直後の自己組織による再建術はほとんどすたれてしまうと思う。ちなみに、こちらで保険で適用されるということは患者は一銭も払わず無料ということだ。一切の負担はなし。

乳房手術でのＥＩＯにおける保険事情2

ＥＩＯにおいては、国民保険（Systema Sanitario Nationale, SSN）が適用になった無料の患者さんは7割くらいで、3割は自分の加入している保険を利用した、事実上の自費の患者さんだ。（一旦は全額負担の後、保険料を毎年納めている保険会社が最終的に全額支払う）どういうことかというと、イタリアでは全国民が保健で無料で医療を受けられる。ただし、専門医受診は地域の保険医の紹介が必要だったり、自分の住んでいる地域内でなければいけないなど、自由な選択（医師、病院、時期）が利かない。だから、癌治療など緊急性がないものは、自らが加入している保険を利用して、有名な医師の治療を求めたり、自分の好きな時期に手術を受けたりするわけだ。

無料の患者さんは2人部屋で、自費の患者さんは個室。その2タイプしかない。入院から退院まで完全にパックされている。ちなみに食事は、皿などの食器が大きく、味の方は分からないが、それだけで立派に見える。多くの自費の乳癌切除やインプラント再建（反対側縮小などを含む）の患者さんの入院期間は4日程度で、無料の患者さんは5日程度である（金銭の負担の大小が関係していると思う）。居住地が近い患者さんに多いのだが、時に、ドレーンをつけたままで退院してもらい、数日後にドレーン抜去のために来院してもらうという場合もある。そういう場合は退院後の処置代は入院代に含まれている。

日本と比べると、保険で治療を受ける場合は無料という点が大きく違うと思うが、その分税金はたくさん払っているから（当時消費税は20％）どちらがいいのか？　乳癌治療に関しては、前にも述べたようにはじめから終わりまで全ての治療に保険が利くという土壌があるからイタリアもなかなかいいと思う。ただ、病院の選択などは日本は自由で、問題は多々あるがいい面もあると思う。現時点で個人的にはイタリアは窮屈な印象で、お金のある人にはいいだろうが、一般の人には日本のほうがいいと思う。

ＥＩＯにおける保険事情３

保険の続きだが、大まかに保険がきく手技を保険請求用の本から主なものを抜粋した。驚かされるのはやはり、再建がらみの内容が非常にたくさんあるところだ。

Interventi sulla mammella　乳房の手術
Procedure diagnostiche sulla mammella　診断的手技
Biopsia (percutanea)(agobiopsia) della mammella　針生検

Biopsia a cielo aperto della mammella　麻酔下生検

Quadrantectomia della mammella　乳房4分円切除

Asportazione del capezzolo　乳頭切除

Mammoplastica riduttiva e mammectomia sottocutanea　乳房縮小と皮下乳腺全摘

Mammoplastica riduttiva monolaterale　片側乳房縮小

Mammoplastica riduttiva bilaterale　両側乳房縮小

Mammectomia sottocutanea monolaterale con contemporaneo impianto di protesi.

片側皮下乳腺全摘および一次的なインプラント挿入

Mammectomia sottocutanea bilaterale con contemporaneo impianto di proesi

両側皮下乳腺全摘および一次的なインプラント挿入

Mastectomia　乳房切除

Mastectomia semplice monolaterale　片側単純乳房切除

Mastectomia semplice bilaterale　両側単純乳房切除

Mastectomia semplice allargata monolaterale　片側乳房切除、腋窩リンパ郭清

Mastectomia semplice allargata bilaterale　両側乳房切除、腋窩リンパ郭清

Mastectomia radicale monolaterale　片側乳房切除、筋切除、拡大リンパ郭清

Mastectomia radicale bilaterale　両側拡大乳房切除、筋切除、拡大リンパ郭清

Mastectomia radicale monolaterale allargata　片側拡大乳房切除、更に内側リンパ郭清も含む

Mastectomia radicale bilaterale allargata　両側拡大乳房切除、更に内側リンパ郭清も含む

Mammoplastica di ingrandimento　豊胸術（あくまで患側にバランスをとるため）

Iniezione mammoplastica di ingrandimento monolaterale　片側の乳房形成のための異物注入

Iniezione mammoplastica di ingrandimento bilaterale　両側の乳房形成のための異物注入

Impianto di protesi monolaterale　片側インプラント挿入

Impianto di protesi bilaterale　両側インプラント挿入

Mastopessi　乳房吊り上げ

Ricostruzione totale della mammella 全乳房再建（筋皮弁、筋弁、インプラント、マイ

クロサージェリーなどのいわゆる乳房再建術がこれにあたる）

Altri interventi sulla mammella　そのほかの乳房手術

Innesto a spessore parziale nella mammella　乳房における分層皮膚移植

Innesto a tutto spessore nella mammella　乳房における全層皮膚移植

Ricostruzione con lembo muscolare o muscolocutaneo della mammella
筋弁、筋皮弁による乳房の部分再建

Trasposizione del capezzolo　乳頭皮弁

Aspirazione della mammella　脂肪吸引

Revisione di protesi della mammella　インプラント入れ替え

Rimozione di protesi della mammella　インプラント抜去

Inserzione di espansore tessutale nella mammella　エキスパンダー挿入

Rimozione di espansore tessutale dalla mammella　エキスパンダー抜去

両側手術の実態（種あかし）

先に、僕はイタリアでは両側手術が保険でカバーされていることが日本と大きな違いであると述べたが、最近、その実態に気付いた。実は保険でカバーされているといっても手術の術式名が存在するというだけで、手術料金に違いはないということが分かったのだ!! どういうことかというと、例えば乳腺外科の患者さんで、乳癌の摘出手術後に一期的再建術を行うとする。再建方法がどんなものであっても、インプラントを使っても使わなくても、両側でも片側でも、料金は乳癌手術のものだけで一律。いってみれば形成手術はタダ。一方形成外科だけの患者さんで、何かの手術をした時も、その種類に関係なく、両側、片側関係なくほぼ一律の値段。ちなみに乳癌手術のほうも全摘でも部分切除でも同じ!

僕は驚きを隠せない! これほど不合理なことはないのではないか? 手術の種類によってかかる時間も、経費も違うはずなのに…。こちらの患者さん自体は一切お金を払わないから、この辺の実感はないと思うが、病院にとってはきっと頭の痛い問題だと思う。両側手術がこちらで根付いているのは、保険がカバーしているからだとてっきり思い込んでいたが、実際には違った。

忘れてはいけないが、ＥＩＯの患者さんで３割ほどを占めるプライベートの患者さんは手術の種類によって値段は大きく違う。ここで述べていることはＳＳＮという保険でカバーされている患者さんだけの話である。

だから、イタリアでも問題はあるということ。結局、医療システムはどの国でも問題点があるのだと思う。

時は流れて

帰国後は、埼玉医大総合医療センター形成外科を経て、２００６年から、ナグモクリニックの常勤医になった。日々乳房美容手術や乳癌手術に明け暮れ、２００９年からは名古屋院を開設。名古屋市大病院の非常勤にもなり、地域の医療機関とも連携を取りながら、診療にあたっている。

Oncoplastic Surgeryとは

２０１３年７月１日からシリコンインプラントによる術後乳房再建術が保険適用になった！　ずいぶんと長い間、インプラントに保険が適用にならない事による足かせを感じてた僕は胸の高鳴りを抑えることができなかった。

ところで、「Oncoplastic Surgery」、乳房部分切除の際の形成外科的テクニックの応用であるが、乳房の小さい日本人にはこの10年で、なかなか症例数は伸びていない。しかも、インプラントが保険適用になったことにより、これまで重視されてきた「乳房温存率」より、むしろ「乳房再建率」が注目されてきている。つまり、全体的には主役が乳房部分切除から、乳房切除＋乳房再建（＋対側手術）にシフトしてきている。

乳房再建には一次再建と二次再建があり、自家組織による再建とインプラントによる再建があるが、他部位に傷がつかないインプラントによる再建に僕は力をいれて取り組んでいる。これは、乳房切除の直後にインプラントによる再建を行う方法だ。

また、これまで乳房切除を受け、胸が平らなままでいた方々が二次再建に踏み切っているケースも増えている。

僕の症例では対側の豊胸が伸びているのに対して、対側の吊り上げや縮小はどうしても傷の問題があり、なかなか手術を受ける患者さんは増えていない。

つまり、日本ではイタリアでの手術の傾向とはだいぶ趣が違うことがこの12年間で明らかになった。

一次一期再建の手順

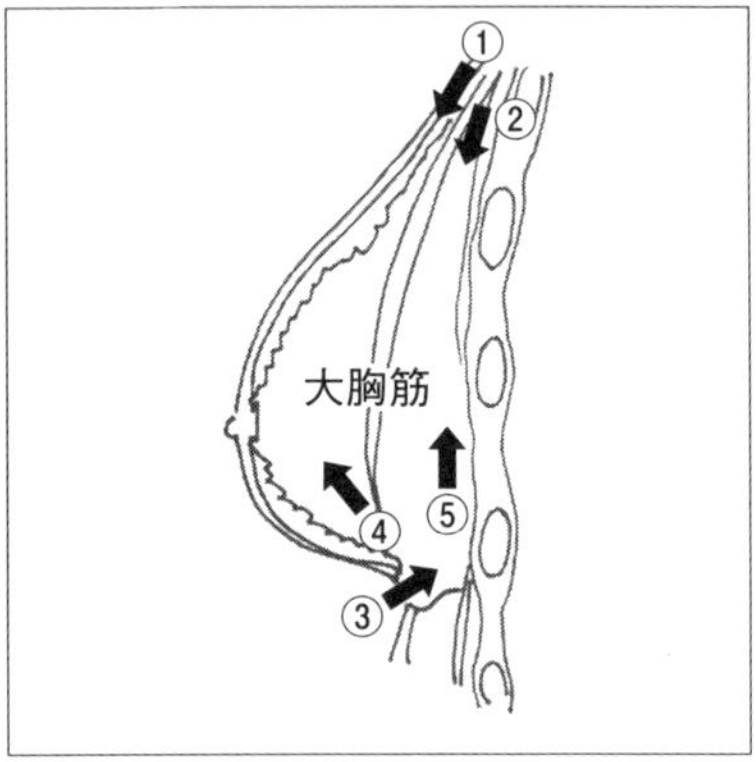

① 乳腺切除を腋窩より開始
② 大胸筋下剥離を腋窩より開始
③ アンダーより乳腺切除・大胸筋下剥離を開始
④ 乳腺切除完了
⑤ 大胸筋下剥離完了

実際の症例をあげてみよう。

〈二次一期再建〉術前、術後、対側豊胸あり

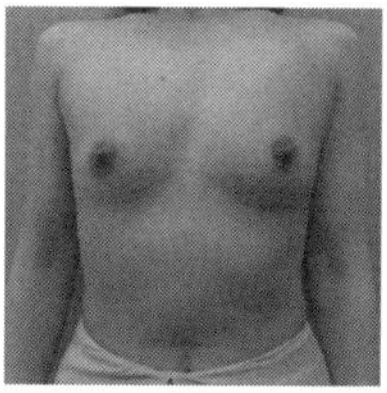
術前

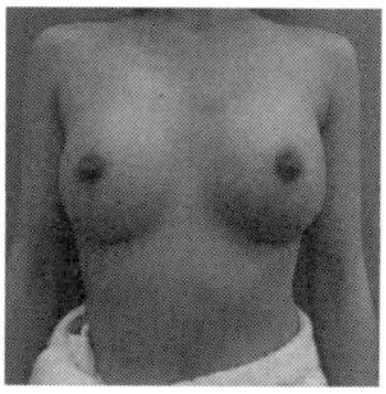
術後

〈二次一期再建〉術前、術後、対側豊胸あり

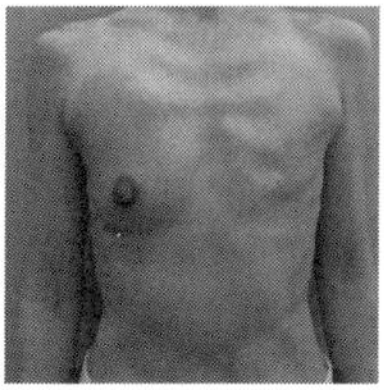
術前

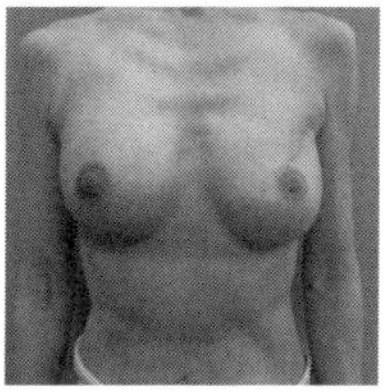
術後

エピローグ

充実の日々

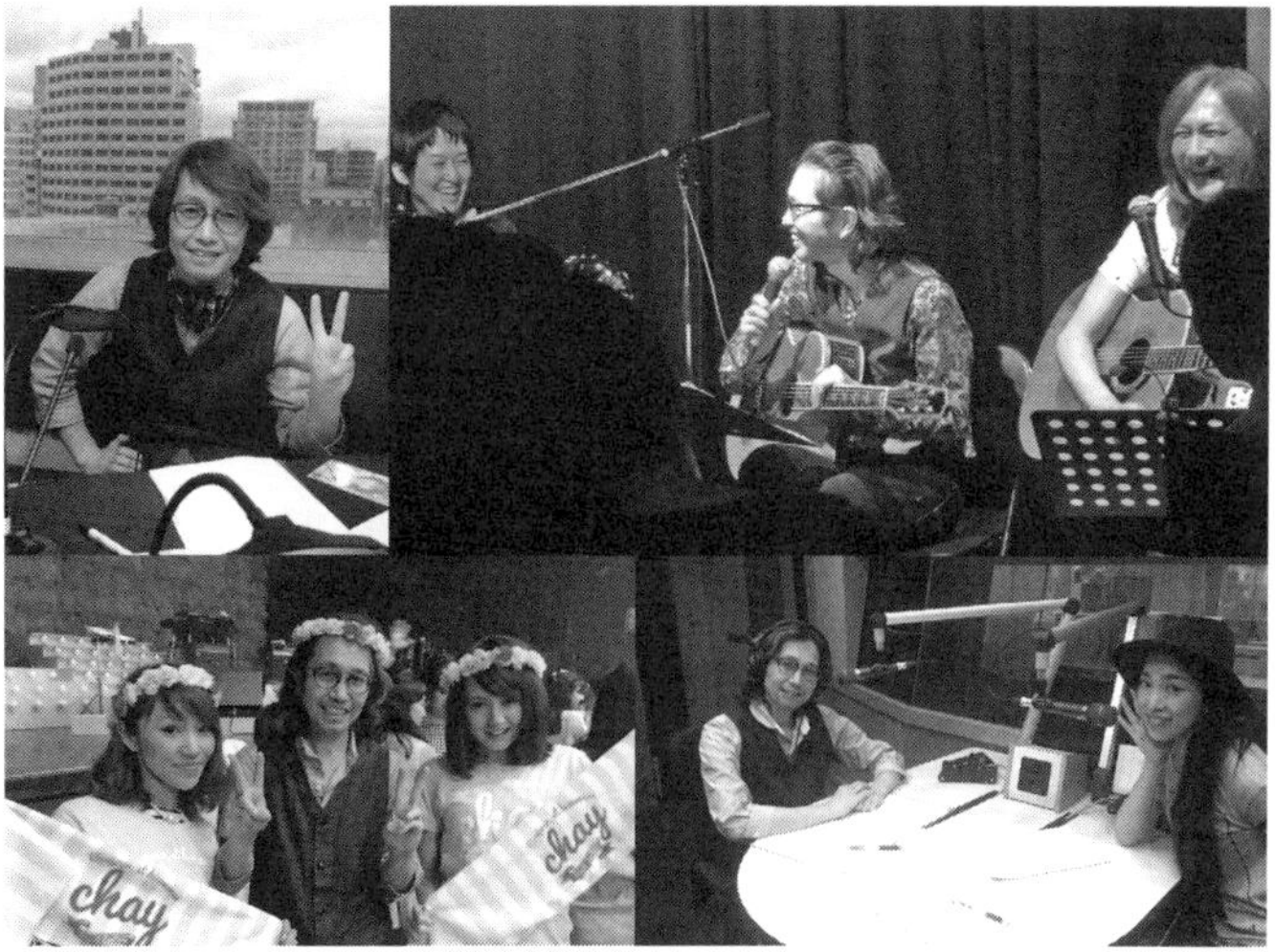

2014年、10月某日

大勢のスタッフに囲まれ、「よーい！　スタート！」、カチンコが鳴った。手を動かしながら話すシーン。頭が真っ白になって、NG…。何回目？　リハでは手を動かすことと話すことは別々だったのに、急に同時にやるように監督に指示されたせいだ…。

この針の筵のような状態はキツイ…。4〜5回目に「はいオッケー！」。その声に安堵。今日のために髪を切り、色も黒くしていわゆるフツーの医師として見えるようにした。演技も日常の診療とほとんど同じことであり、なんとか演じたつもりだ。

思えば映画の医療監修をお願いされたのがほぼ1年前。性別に違和感を持つ主人公の話。そのため専門家として白羽の矢が立ったのだ。その後、当院からの協賛が決まり、ついでに医師役としての出演が決まった時は気楽だった。だって、日頃やっている仕事内容をただ行うだけでよいと思っていたのだから。

もちろん日頃の診療内容と同じなのだが、撮影現場では、例えば角度を変えた撮影を3回おこなって、同じセリフを3回言わなければいけなかったりするから、全く同じ動作と同じセリフを繰り返さなければならない。その「全く同じ」ことを繰り返すことの難しさを感じずにはいられなかった。

これまで医療監修はテレビドラマで幾つかおこなってきた。「性同一性障害」という稀な疾患を扱う医療をおこなっている僕には、時にテレビ監修の依頼が舞い込む。雑誌の取材も来る。そして今回は、初の映画からの依頼だった。

俳優のセリフ覚えの良さに舌を巻き、撮影スタッフと機材の多さに圧倒された。重たいレールみたいなものを敷いてトロッコに乗ったカメラとカメラマンがゆっくり移動する。いわゆる映画撮影の現場。経験したことのない世界を垣間見たひと時だった。

2015年5月某日

ワン、ツー、スリーフォー！

必死でギターを弾いた。

エピローグ

充実の日々

場所は名古屋市内のライブハウス。

大学生の時に好きだった井上昌己さんがピアノで弾き語り、その横でギタリストの江口正祥さんのバッキングが小気味よく響く。それに合わせるように必死にアルペジオを奏で、時に一緒にバッキング。

生きているとたくさん嬉しい経験があると思うけど、この時ほど嬉しいと感じたことはない。憧れのアーティストと共演！　なんて簡単にできることじゃない。嬉しすぎて鼻血がでそうだった。いや、出ていた？

事の発端はラジオ番組でインタビューを申し込んだこと。僕の番組の出演を快諾してくれた昌己さん。その後東京でのライブの打ち上げに参加したりして、名古屋にライブに来る際、一緒にやろうと…。嬉しすぎる展開。

3曲分の楽譜を3週間前にいただき、練習開始。ギター二本となるとリエゾン的にプレイするのはつまらない。裏をとったり、ベースをとったりと幅を持たせるプレイをするために知り合いのギタリストにアレンジを相談。練りに練ったけれど、本番は音が負けてしまってほとんど満足の行くものではなかった。でもステージに立って3曲一緒に演れたことが僕にとっては最大の勲章。墓場まで持っていきたい思い出になった。

学生時代に聴いていた昌己さんの音楽、その時の思い出が走馬灯のように蘇り、その人が傍で歌っている感動。生きてて良かった。本気でそう思った。

2015年7月某日

「ドットーレ山口のイルテンポディパッシオーネ」。今日も放送が始まった。一時間の一人喋り。なかなかの分量だ。本格的なラジオパーソナリティーとして半年。7月からは30分枠が1時間枠に拡大になった。

今日は中学生の時大好きだった岡田有希子さん特集。ファンの方々からも支援をいただき、放送中もリクエストをいただけた。興奮気味に終了。今は亡きアイドル岡田有希子。今回の特集は、企画から全て僕の発案。自分だけの意思で彼女の曲を電波に乗せられた喜びは計り知れない。自分のセレクトで曲をかけ、話をするこの番組。コンテンツは自分で決めている。大変だけどやりがいがある。この半年、自分の放送を何度聴いたことか。自分の声はだいぶ聴きなれた。はじめは照れ臭いし、口癖が気になって仕方なかったけど、口癖の修正や間の取り方など課題を設けて少しずつ改善していった。

半年経った時からちょっと余裕が出てきた。人間なんでも慣れるもので、即興の喋りもこなせるようになった。日頃患者さんと話をしたり、手術の説明をしたり、学会で人前で発表したりと、「話す」ということには慣れているつもりでいた自分。実はラジオも簡単にできると思っていた。でも、喋りの精度をあげる必要があった。噛まないように、歯切れよく…。まだまだこれからも技量を上げていきたい。僕はいわゆる「叩き上げ」タイプの人生。まだしばらくの間はリスナーの皆様にはお聞き苦しいところは勘弁いただき、コンテンツ勝負で続けていきたいと思っている。

2015年某日

東京は有楽町。乳癌学会の発表だ。医師にとって、学会活動は切っても切り離せない活動。医師になって以来、毎年2、3回は発表している。時には海外で英語の発表もある。この間はバリ島に行ってきた。この次は上海だ。

学会には、医師同士の意見交換や他の医師たちのテクニックを学ぶ直接的なメリットがあるのだが、同時に同じフィールドで頑張っている医師たちに接することで、やる気が湧くことも大きなメリットだと考えている。

学会からの帰りには次の手術はああしよう、こうしようとイマジネーションが膨らむものだ。

人生最初の学会発表は忘れもしない、美容系の国際学会で英語の発表だった。人生初の発表が英語とはなかなかではないか。そんな自負を密かに抱いている。

2015年8月某日

6時間の手術が終わった。途中、尿道と直腸を損傷しないよう細心の注意を払いながら、かつ出血を最小限に抑えるため、牛歩のような忍耐強さで徐々に膣粘膜を切除していった。この過程は本当に怖い。何例こなしても怖いパートだ。本当に性別適合手術は難しい。乳房美容手術、腫瘍形成外科手術に加えて性同一性障害の手術に関わって10年ちょっと。自分はまだまだなのだろうか。だが日本ではほとんどやり手のいないこの手術。日本人の治療は日本人の手でという理想を掲げ日々取り組んでいる。

2015年8月某日

新幹線に飛び乗った。乗り降り口付近で携帯電話で雑誌の取材に応じる。20

分以上は話しただろうか。陰茎がどうのとか日常会話ではあまり話さないような単語を大き気な声で発している自分に驚く。通行人にも気兼ねしてしまう。雑誌社からの電話取材はちょいちょいくるのだ。取材がくるのはそれなりにある分野で自分が目立っている証拠だし、むしろ嬉しいことと感じている。

オーストラリアに短期留学する中学三年の娘を見送るため羽田空港にやって来た。他の親と自分。同じなのか違うのか。これで良いのか悪いのか。他人の親に会うたびに自問自答する。最近はもはやこれで良いと思えるようになったが、子どもが小さい頃はいつも迷っていたし、不安だった。子育ては、当たり前だけど親も初めての経験。だから、どの親も迷いながら悩みながらやっているのだと思う。元気に旅立った娘を見て、子供って本当にいいもんだなと感慨にふけった夜だった。

今、医師として、親として、ラジオパーソナリティーとして、ミュージシャンとして、あるいは映画俳優として…。本当に多種多様な活動をさせていただだている。しかも生活の拠点が一箇所ではなく、東京と名古屋をまたいでいる。
毎日よくそんな時間がありますね。よく言われる言葉だ。たしかに東京と名古屋行を行ったり来たりの生活であることを考えれば、僕の活動は非常にバラエティーに富んでいると自分でも思う。それもこれもイタリア体験が僕にもたらした心の変化が原動力だと思う。

Grazzie, Italia!!

作者／山口悟

ナグモクリニック名古屋院長

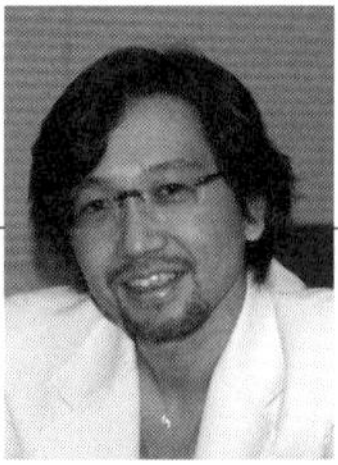

〈生い立ち〉
1970年生まれ

1997 年 3 月　福島県立医科大学医学部医学科　卒業
1999 年 4 月　東京女子医科大学付属第二病院　形成外科　助手
2002 年 4 月　European Institute of Oncology (Milan, Italy) 形成外科
　クリニカルフェロー
2003 年 10 月 埼玉医大総合医療センター　形成外科　助手
2008 年 10 月 ナグモクリニック東京　院長
2009 年 3 月　ナグモクリニック名古屋　院長

〈経歴〉
日本形成外科学会専門医
日本乳癌学会乳腺専門医
GID（性同一性障害）学会理事
日本美容外科学会正会員
日本精神神経学会会員
マンモグラフィー読影専門医

〈近年の活動〉
ラジオパーソナリティー
ZIP FM「SMILE CLINIC」（毎週月曜日 14:30 ～）
MID-FM761「Il tempo di passione」（毎週火曜日 19:00 ～ 20:00）

Ciao!って言ってみたら…
腫瘍形成外科医 誕生物語

2015年12月1日　初版第1刷発行

著　者	山口　悟
発行者	小堀　誠
編集者	中島幸子（名古屋リビング新聞社） 加野真理子（名古屋リビング新聞社）
発行所	株式会社MID-FM 〒460-0007 名古屋市中区新栄1-6-15 ☎052(238)9555
発売元	株式会社流行発信 〒460-8461 名古屋市中区新栄1-6-15 ☎052(269)9111
装丁・デザイン	亀井朱実（日本プリコム）
印刷所	株式会社シナノパブリッシングプレス

ISBN 978-4-89040-266-3